新手爸妈和宝宝同步成长的护理百科全书

新生儿婴儿护理大百科

新浪母婴研究院 编著

中国妇女出版社

张思莱教授推荐

今年新浪育儿成立 18 年，我和她也结缘 17 年了。从一开始的论坛时代、博客时代到微博，再到直播的盛行，我一直在新浪这个平台上做全面的育儿知识普及，践行着我热爱的育儿公益事业。

每天上新浪育儿首页的专家问答板块为网友们解答疑问；帮频道的漫画育儿栏目《宝贝帮帮帮》审阅手绘文案；把好的稿件文章推荐给他们，错误的育儿知识请他们曝光；每次回北京了有空就去看看他们……这些都成了我的一种习惯。很多人问我："张教授，你跟新浪育儿的关系怎么这么好？"我常常说："因为我们彼此陪伴了很长时间呀！"17 年的岁月，时间在流逝，一路走来，我见证了新浪育儿作为一个有影响力的公众媒体，坚持"养育之道，勿忘初心"的理念，为科普育儿知识所做的努力。

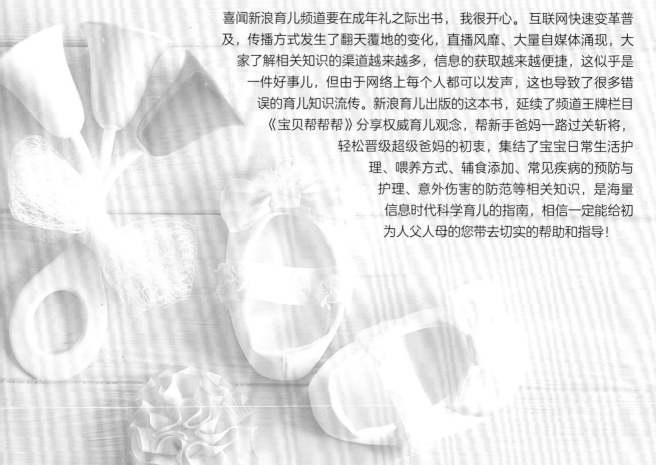

喜闻新浪育儿频道要在成年礼之际出书，我很开心。互联网快速变革普及，传播方式发生了翻天覆地的变化，直播风靡、大量自媒体涌现，大家了解相关知识的渠道越来越多，信息的获取越来越便捷，这似乎是一件好事儿，但由于网络上每个人都可以发声，这也导致了很多错误的育儿知识流传。新浪育儿出版的这本书，延续了频道王牌栏目《宝贝帮帮帮》分享权威育儿观念，帮新手爸妈一路过关斩将，轻松晋级超级爸妈的初衷，集结了宝宝日常生活护理、喂养方式、辅食添加、常见疾病的预防与护理、意外伤害的防范等相关知识，是海量信息时代科学育儿的指南，相信一定能给初为人父人母的您带去切实的帮助和指导！

养育有道，我们一直在路上！

亲爱的读者们！

或许您对我们并不陌生，从最初的新浪亲子中心到现在的新浪育儿，我们在科学育儿的道路上走了整整 18 年。在这 18 年里，产假延长了、拐卖儿童刑法修正了、二孩政策放开了……连最初参加我们活动的准妈妈网友的孩子都上大学了，18 年光阴荏苒，时间都去哪儿了！

回首过去，18 年来我们一直秉承着专业和严谨的态度，联合数百位妇产科专家、儿科专家、教育专家、行业大咖，制作了上千个专题，开展了数百场讲座和直播，足迹遍布全国几十个省份，为 70 后、80 后，甚至 90 后父母普及科学知识、传播育儿理念，提供最专业的服务，伴随着妈妈们和孩子们共同成长。

"养育之道，勿忘初心"是我们作为育儿媒体人一直坚守的信念，本着为广大网友服务的初衷，这次我们将多年积累的养育知识和最新的育儿护理方法汇集成这本《新生儿婴儿护理大百科》，内容涉及 0 ~ 1 岁宝宝疾病、护理、喂养、安全等方面的知识，是一本实用性超强的育儿全书。

做父母的都知道，尤其是对于 80 后、90 后的年轻父母来说，养育日常无小事，从孩子出生的那一刻，你的喜怒哀乐就与这个小宝贝紧紧地联系在一起，"如何给孩子冲奶粉？""喂母乳还用不用喝水？""辅食应该怎么吃？"……孩子的每一个阶段都会让您伤透脑筋；"发热怎么办？""湿疹怎么护理？""便秘用不用看医生？"……孩子的每一次头疼脑热都让您心急火燎。养育孩子，最操心的永远是父母。

在如今信息大爆炸的时代，或许您已经被繁杂的育儿知识搞得困惑不已，我们与您感同身受，深刻体会到做父母的不易。在这本《新生儿婴儿护理大百科》中，我们为您罗列出宝宝出生后会遇到的各种问题，大到母乳喂养，小到鼻塞护理，我们都抱着严谨的态度，咨询各方专家了解答案。如果说医生具有专业局限性，那么在孩子的疾病、护理、营养、健康等方面，或许没有比我们更全面、更权威的知识平台了。

每一个孩子都是妈妈的天使，希望这本书能陪伴您度过养育宝贝最温暖的时光，别忘了，我们的上百位新浪母婴研究院专家团，正在时刻关注着小宝宝的成长，随时准备为您提供最专业的育儿指导，用心温暖每一个家。

最后，感谢专家们这么多年对新浪育儿的支持，感谢网友们这么多年对新浪育儿的信任，养育有道，我们一直在路上！

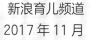

新浪育儿频道

2017 年 11 月

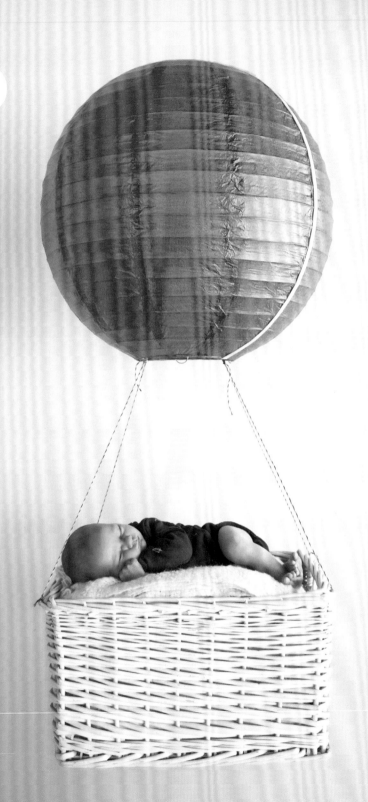

目录

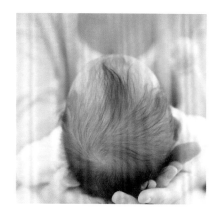

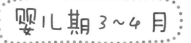
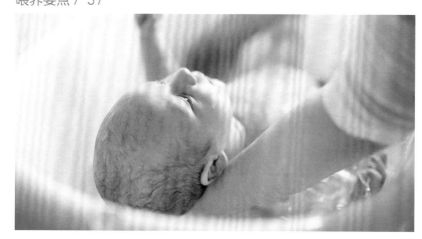

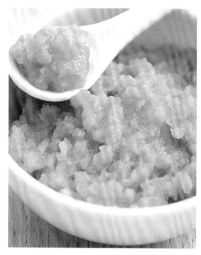

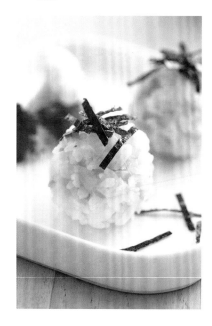

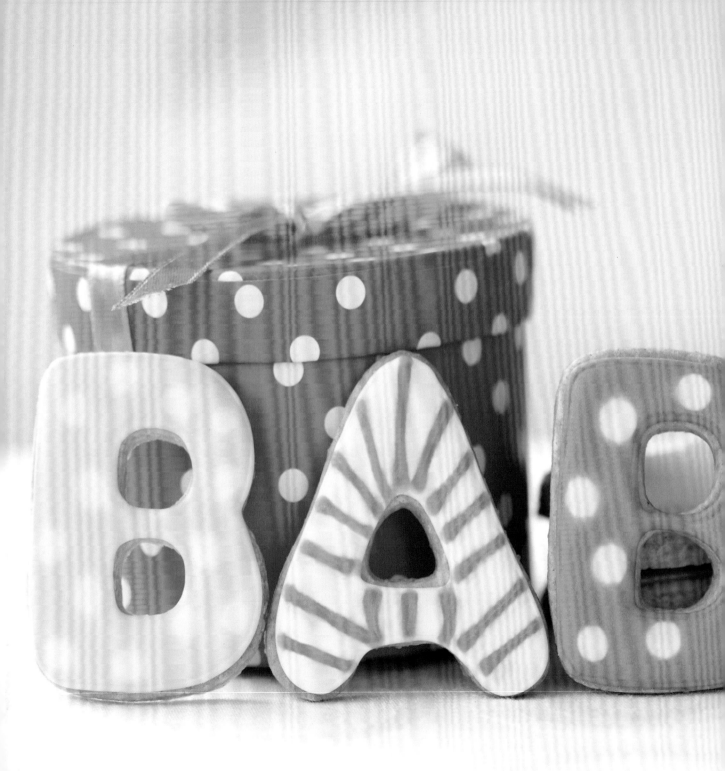

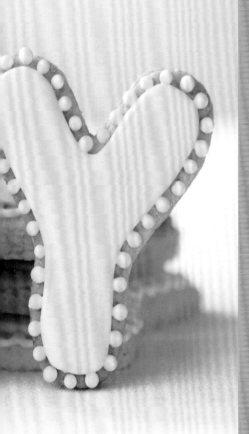

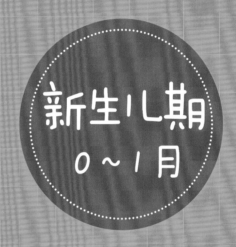

新生儿期
0~1月

经历了千辛万苦，宝宝终于来到了这个世界上。从诞生的那一刻起到宝宝满月，这个小生命已不再叫作胎儿，而叫作新生儿了。新手爸妈们，你们现在是不是既兴奋又激动，总想看看或拨弄拨弄面前的这个小人儿呢？新生命的成长充满了无限的未知，你们准备好了吗？

新生儿第1周

这一周，宝宝除了昼夜不停地每两三个小时吃吃奶、断断续续地睡睡觉外，不会有其他的活动。新妈妈刚好可以趁宝宝睡觉的时间休息，补充分娩消耗的体力，护理产后疼痛的身体，学习怎么母乳喂养，学习怎么护理新生宝宝。

宝宝成长与发育

宝宝的能力

刚出生的宝宝还不太适应外界环境，需要妈妈更多的关怀和爱护。虽然宝宝看上去很柔弱，实际上他有着令人惊奇的视觉、听觉、嗅觉、味觉。出生后半小时内宝宝就能吮吸和吞咽母乳，出生当天就开始排泄大小便，还有一系列的原始反射帮助自己与外界沟通。宝宝在头几天里，除了昼夜不停地每两三个小时吃吃奶、断断续续地睡睡觉外，不会有其他的活动。

宝宝的长相

刚刚出生的宝宝并不像照片上看到的那样娇嫩饱满（顺产的宝宝头部还会严重变形），看起来丑丑的，皮肤红红的、凉凉的，头发湿润地贴在头皮上，脸部、眼睛都有些肿，四肢好像害怕一样蜷曲着，紧紧地握着小拳头，哭声响亮。营养充足的婴儿几乎整天都在安睡，有时睁开眼睛，但还看不见东西。

宝宝成长发育指标

体重
男婴 2.5 ~ 4.4 千克
女婴 2.4 ~ 4.2 千克

身长
男婴 46.1 ~ 53.7 厘米
女婴 45.4 ~ 52.9 厘米

头围
平均 33 ~ 35 厘米。

前囟
斜径平均 2.5 厘米。

视力
+ 只能看到 15 厘米远，45°范围内的物体。

听觉
+ 听觉很敏感，头会转向发出声音的方向，眼睛也会去寻找声源。

触觉
+ 触觉很敏感，对不适应的感觉会做出反应。有多种反射反应。

味嗅觉
+ 有良好的味觉，能精细辨别母乳的味道。能识别不同气味。

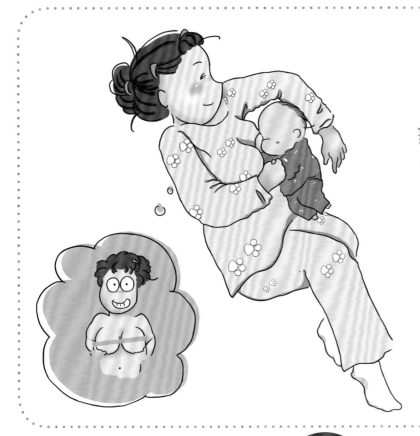

新生儿第1周：
升级当妈妈啦！

最幸福的使命：开奶。
第一口奶
帮宝宝避免黄疸，
助妈妈子宫复旧。
请自豪地将乳房
靠近宝宝的小嘴儿吧！

母乳喂养

医生会让新妈妈产后 30 分钟到 1 小时就给宝宝喂奶，最晚也不会超过 6 小时，这样对刺激乳房尽早分泌乳汁、加速子宫收缩复原、帮助宝宝尽快排胎便以避免出现黄疸等都是非常有好处的。新妈妈伟大的"奶牛"生活开始啦！

比金子还珍贵的初乳

一开始新妈妈的乳房会分泌一些淡黄色、稀薄的液体，千万不要以为这是没用的东西而丢弃掉。事实上这是比金子还珍贵的初乳。初乳里面含有丰富的蛋

喂养要点

白质和免疫球蛋白，最适合新生宝宝，它能保护幼嫩的宝宝，提高宝宝的抗病能力，同时也非常适合宝宝尚不完善的消化系统。

勤哺乳才能促进乳汁分泌

产后 2 周内是建立母乳喂养的关键期，即使开始 2 ~ 3 天甚至 1 周没有大量乳汁分泌，也应该每天让宝宝吸吮 8 ~ 12 次。新生儿白天至少每 3 小时喂 1 次，夜里至少喂 2 次。产后 2 周内的乳晕的传入神经很敏感，多次哺乳易于建立诱导催乳素和催产素分泌的条件反射。

宝贝帮帮帮

如果因为母乳还没下来，只是暂时喂配方奶，建议先不用奶瓶喂宝宝，因为奶嘴吸起来比较省力，宝宝一旦吃习惯了，就会拒绝吃母乳。医院一般会用导管贴在妈妈乳头上让宝宝吸，让宝宝认为是妈妈的乳汁。

宝宝的喂养量参考

出生第 1 天　奶量 5 ~ 7 毫升
出生第 2 天　奶量 10 ~ 20 毫升
出生第 3 天　奶量 22 ~ 27 毫升
出生第 4 天　奶量 36 ~ 46 毫升
出生第 5 天　奶量 43 ~ 57 毫升

人工喂养

如果因为特殊原因不能母乳喂养宝宝，就只能人工喂养了。刚出生的新生儿消化功能弱，应严格按照配方奶的冲调比例冲调奶粉。1 岁以内的婴儿适合喂养母乳化奶粉，也就是配方奶，但母乳化奶粉并不能完全等于母乳。不可以用鲜牛奶来喂养宝宝，3 岁以上的宝宝才适合喝鲜牛奶。

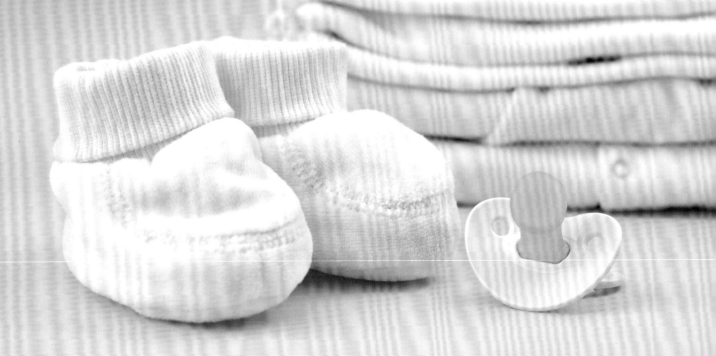

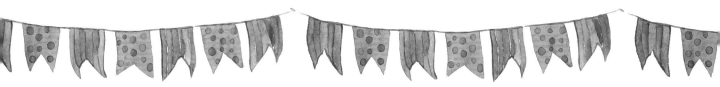

特别关注

暂时性体重下降

宝宝刚出生时体重大多数会暂时下降，这是因为宝宝吃奶少，加上胎便和尿液的排出以及皮肤出汗和呼吸使体内一部分水分损失，在出生后 2 ~ 4 天会出现暂时性体重下降的现象，医学上称为"生理性体重下降"，一般下降不超过 300 克。随着吃奶量的增加，宝宝的体重从第 4 ~ 5 天开始回升，1 周即可恢复到出生时的体重。

便便正常吗

大便：宝宝出生后 4 小时内出现第 1 次排便，大便呈墨绿色或黑色稠糊状，称为胎便。通常在新生儿期大便次数较多，一般为一天排便 2 ~ 5 次，但有的婴儿一天会排便 7 ~ 8 次。随着宝宝月龄的增长，大便次数会逐渐减少。如果没有排便，需要请医生检查是否有肠道畸形。

小便：多数宝宝出生后第 1 天就开始排尿，但尿量较少，全天尿量一般只有 10 ~ 30 毫升；小便次数开始也较少，第 1 天只有 2 ~ 3 次，尿色开始较深，一般呈黄色，随着开始喂奶，摄入的水分逐渐增加，小便总量逐天增加，每天小便次数也逐步增多，到出生后 1 周小便次数可增至每天 10 ~ 30 次，小便颜色也逐渐变淡。少数宝宝生后刚排出的小便略带砖红色，这是由于尿酸盐沉积所致，属正常现象，增加喂奶量后过几天即可逐渐消失，一般不必特殊处理。

注意"小黄人"

60% 的新生儿在出生 72 小时后会出现生理性黄疸。这是由于新生儿血液中胆红素释放过多，而肝脏功能尚未发育成熟，无法将全部胆红素排出体外，胆红素聚集在血液中引起了皮肤变黄，称为生理性黄疸。生理性黄疸有一定限度，皮肤不呈橘黄色，而呈浅黄色，眼白微带黄色，口腔黏膜微黄，手心、脚心不黄。一般 4 ~ 5 天黄疸程度达到高峰，10 天内逐渐消失。可以给宝宝多喂奶多排泄，做日光浴，促进黄疸消退。但如果黄疸持续不退而且有加重的迹象，同时宝宝出现精神不好、哭闹增多、体重下降等情况，很可能是病理性黄疸，一定要及时就医。

脐带护理

宝宝脐带剪断结扎后，一般四五天到 2 周干燥脱落，外部伤口愈合，形成向内凹陷的肚脐。因为脐带残端血管与新生儿的血管相连，如果护理不好，脐部会被细菌感染，严重时甚至会危及生命。所以给宝宝洗澡时不能将脐带弄湿，洗完后最好用 75% 医用酒精擦拭脐带根部。不要将尿布兜在肚脐上捂住脐部。

新生儿乳头肿胀

出生后第 4 ~ 7 天，不少婴儿乳头部位发生肿胀，按压时无痛苦表情，有时还可出现泌乳，男婴也可以出现这种现象。这是由于婴儿从母乳中摄取了促使母乳分泌的各种激素所致。一般 2 ~ 3 周消失，也有 6 个月后仍遗留有结节的，但最终会消退。部分婴儿在乳头与腋窝间出现米粒大小的副乳，不必担忧。女婴阴道中出现乳状流出物，有时还含有血液。乳头部位肿胀、阴道流出物等现象的出现，与在子宫从母体内获得的激素突然中断有关，均可自行恢复。

新妈妈本周饮食建议

分娩消耗了妈妈大量的精力和体力，所以应及时调理饮食，加强营养。对于刚生下宝宝的新妈妈来说，身体仍处在极度虚弱的状态，同时肠胃的蠕动也较差，对食物的消化与营养吸收功能尚未恢复，所以分娩当天要多吃清淡汤食，如小米粥、藕粉、蒸蛋羹、蛋花汤等。不宜过早喝催乳汤，易造成乳腺堵塞。

红枣花生小米粥

食材：
小米 80 克
红枣 8 颗
花生 30 克

做法：
1. 小米、花生淘洗干净；红枣冲洗净表面杂质，去掉枣核。
2. 小米、花生、红枣放入砂锅中，加入适量水，浸泡 30 分钟，然后开大火煮至沸腾后转小火煮至黏稠。

功效： 小米营养丰富，辅以花生和红枣熬成粥，既可补虚，又能补血，有助于新妈妈恢复体力。

酒酿荷包蛋

食材：
酒酿 200 克
鸡蛋 1 个
红糖 适量
枸杞子 5 粒

做法：
1. 小锅中加入 1 碗水，大火煮开转小火，保持微沸的状态。
2. 鸡蛋磕入碗中，顺着锅边倒入锅中，煮至鸡蛋定形。
3. 再次转大火，倒入酒酿，加入红糖和枸杞子，煮开后即可。

功效： 由糯米酿制成的酒酿更易吸收，是给新妈妈提供能量来源的最佳食品。

牛奶炖蛋

食材：
鸡蛋 1 个
牛奶 150 毫升
木瓜粒 20 克

做法：
1. 鸡蛋在碗中打散，加入牛奶搅拌均匀，用细筛网滤去大块的固体。
2. 将装有蛋液的碗上锅大火蒸 5 分钟，转中小火继续蒸 5 分钟，关火后不要马上打开锅盖，继续焖 5 分钟后取出，撒上木瓜粒即可。

功效： 鸡蛋羹口感细腻，易于消化，既有助于新妈妈恢复体力，又不会给肠胃带来负担。

花生红豆饮

食材：
红小豆 50 克
花生 50 克
红枣 6 个

做法：
1. 红小豆和花生加水泡发后，去掉浸泡的水，倒入豆浆机。
2. 红枣洗净杂质，去掉枣核，也放入豆浆机中。
3. 加入适量水，启动豆浆机，打成糊状即可。

功效： 生产时失血会让新妈妈发生暂时性贫血现象，红小豆有很好的补血作用，同时还有利尿作用，有助于消除新妈妈的水肿。

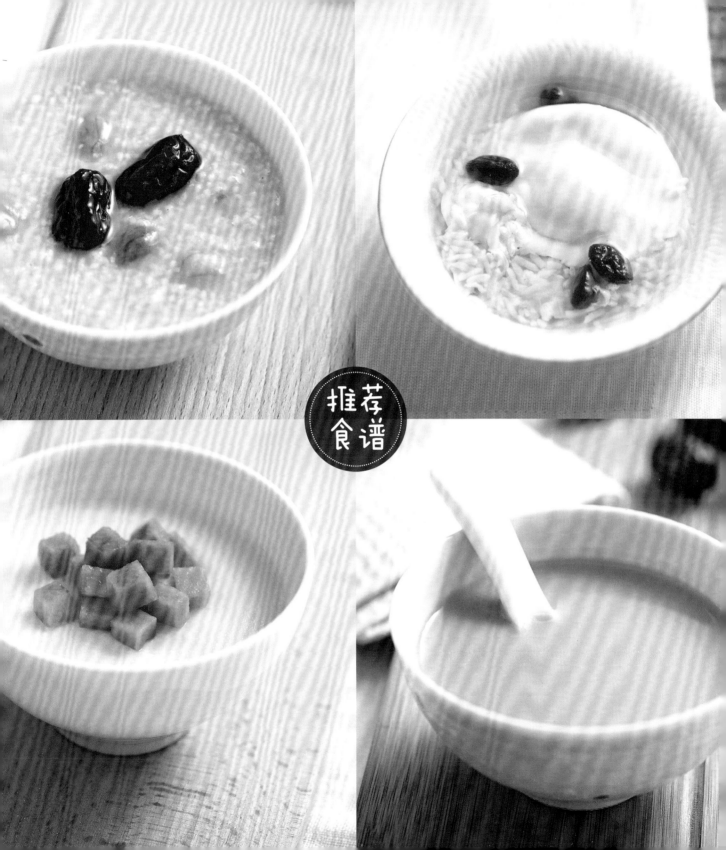

推荐食谱

新生儿第 2 周

经过前一周的吸吮和刺激，这一周大部分妈妈的乳汁分泌已经足够宝宝吃了。只要吃饱了，环境舒服了，宝宝就会睡得很香甜。也许宝宝的体重没有增加或增加很少，不用担心，这是俗称的"塌水膘"，因为宝宝这时吃奶少，加上胎便和尿液的排出，使身体水分损失引起的。

宝宝成长与发育

宝宝是个"近视眼"

小宝宝天生是个"近视眼"，他现在看东西还是模糊的。有的宝宝可能会有些对眼，不必惊慌，对于刚出生的宝宝来说，在第 1 个月左右眼神游移或有点儿对眼是很正常的。宝宝可能会在睡眠中或者在一些时候微笑，这个时候的笑还是无意义的。这时，如果你扶住宝宝呈站立姿势，宝宝会像行走一样迈步，这是宝宝与生俱来的踏步反射。

宝宝成长发育指标

生理发展

+ 出生 2 周左右，会出现第一次微笑。
+ 踏步反射。
+ 双手通常呈握拳状或只是稍微张开。

心智发展

+ 会哭着寻找帮助。
+ 被抱或看到人脸时会安静。

感官与反射

+ 注视 20 ~ 45 厘米远的物品。
+ 寻找乳房，即使不在喂食母乳时。

社会发展

+ 对人声有反应。
+ 会注视脸孔。

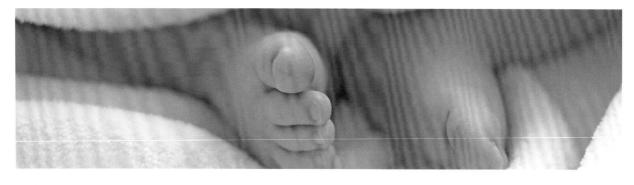

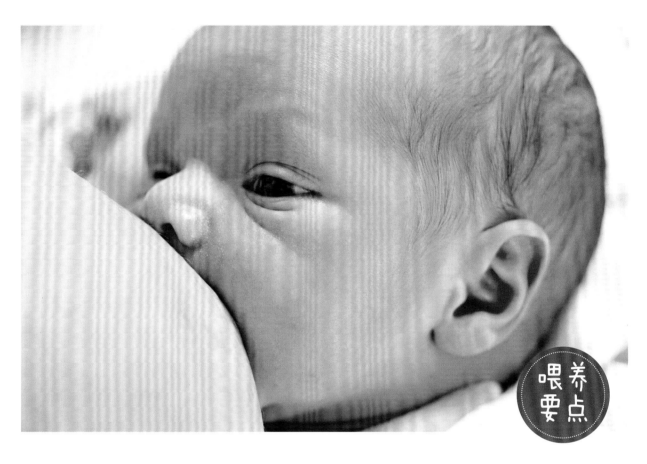

暂时的"胀奶"烦恼

　　刚刚生完宝宝的第 2 周，不少新妈妈会感到乳房开始变热、变重、疼痛，有时甚至像石头一样硬，乳房表面看起来光滑、充盈，连乳晕也变得坚挺而疼痛。这就是很多哺乳的妈妈都会经历的"胀奶"。胀奶的情况不会一直存在，它只是暂时现象，等到宝宝能够很好地含住乳头并吃到需要的奶量时，情况会慢慢有所好转。

　　胀奶会给哺乳带来一些小麻烦。因为乳晕过硬，宝宝会很难含住乳头。新妈妈可以在喂奶前热敷乳房，然后用手挤奶或使用吸奶器吸出些奶水，直到乳晕部分开始变软。

　　除了胀奶，新妈妈可能还会因为宝宝的吸吮动作而发生乳头疼痛，甚至乳头皲裂。这些都是母乳喂养常见的问题，需要新妈妈要花点时间与宝宝磨合一番。

暂时添加配方奶的原则

　　如果因为母乳不够而暂时给宝宝添加配方奶的话，应一次只喂一种奶，吃母乳就吃母乳，吃配方奶就吃配方奶。一次让宝宝吸空乳房，这样更利于乳汁分泌。一次既吃母乳又吃配方奶不利于宝宝消化，也易使宝宝产生乳头错觉。尽量多喂母乳，因为母乳越吸越有。不要认为母乳少就减少喂母乳的次数，这样会使母乳减少。

喂养要点

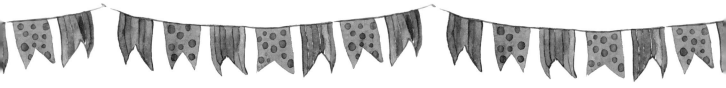

特别关注

脐带脱落

本周宝宝的脐带会变干直至脱落。脐带脱落后，可能会渗血或渗出少量黄色液体，不用担心，要继续用 75% 医用酒精消毒，直至完全愈合。

保持头部侧偏

新生儿躺卧时，尽量让头部偏向一侧，注意隔段时间调整宝宝的头侧的方向，以免睡偏头。

纸尿裤和传统尿布

使用传统尿布，只要一脏就马上换，宝宝感觉会很好，而且传统尿布也更环保。而纸尿裤里含有新型的吸水凝胶，能够吸收大量液体，即使宝宝穿的时间长一点儿也没有那么强的不舒适感。纸尿裤把宝宝皮肤上的水分吸收到含凝胶的里层，能让宝宝皮肤保持干爽的时间更久，最大限度地减少了与尿液甚至是一部分大便的接触。

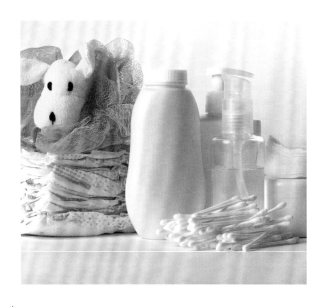

注意保暖

宝宝的体温调节中枢发育不完善，容易发生新生儿硬肿症和脱水热，所以爸爸妈妈不要给宝宝穿得过多或过少，保持环境温度非常重要。冬季适宜温度为 24℃ ~ 28℃，夏季适宜温度为 26℃ ~ 30℃，湿度维持在 45% ~ 50% 比较合适。如何判断新生儿冷热：触摸婴儿颌下颈部，感觉较暖，就说明给孩子穿戴和覆盖已够。由于婴儿心脏收缩的力量相对成人较弱，正常情况下血液到达四肢末端——手指和脚趾相对较少，就会出现四肢末端稍凉的现象。如果平日四肢末端总是暖热，反而说明给孩子穿戴或覆盖过度。

黄疸消退

生理性黄疸在出生后 2 ~ 3 天出现，4 ~ 6 天达到高峰，7 ~ 10 天消退。本周要注意为宝宝做日光浴，有助黄疸消退。

喂奶后拍嗝

给新生儿拍嗝对绝大多数新手父母来说是个难题。如果对抱孩子还没有经验，给大家推荐一个方法：大人躺在躺椅上，身体与地面大约呈 45°角，孩子吃奶后趴在大人身上，头部高出肩部，以免窒息。大人可以轻拍或抚摸宝宝背部帮助打嗝，即使不去抚摸，几分钟内孩子也会打嗝。

鼻腔堵塞

有时候，宝宝呼吸时会发出呼哧呼哧的声音，这可不是宝宝感冒了，而是因为空气中的灰尘和一些鼻腔分泌物阻塞了宝宝的鼻腔和上呼吸道，宝宝在努力地呼吸发出的声音。可以用细棉签蘸点婴儿油帮宝宝清洁鼻腔，但是动作一定要轻柔，以免伤到宝宝。

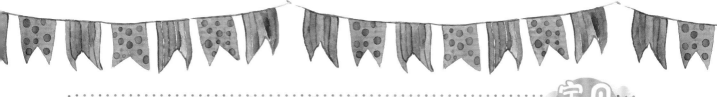

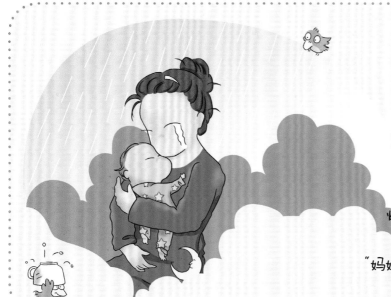

新生儿第2周：
激素水平急速下降

导致新妈妈变得很脆弱，
情绪也时常变得很低落。
烦闷时要及时和家人沟通哦，
避免产后抑郁的发生。
"妈妈"这个角色，你还要渐渐适应。

警惕新妈妈产后抑郁

刚刚结束的一周感受如何？缺觉、喂奶、下奶、产后恢复……这些状况有没有让你无所适从？别担心，这些情况都会慢慢好转，你会越来越适应"妈妈"这个角色。需要新妈妈特别关注的是，产后由于体内激素水平的急速下降，你的情绪可能会受影响，会有脆弱、孤独、内疚和烦乱的感觉，这些都是正常的，如果你觉得烦闷，一定要及时和家人沟通，避免产后抑郁的发生。

产后抑郁症的诊断标准

1. 在产后 4 周内发病。
2. 在产后两周内出现下列 5 条或 5 条以上的症状。
   + 情绪抑郁；
   + 对全部或多数活动明显缺乏兴趣或愉悦感；
   + 体重显著下降或增加；
   + 失眠或睡眠过度；
   + 精神运动性兴奋或阻滞；
   + 疲劳或乏力；
   + 遇事皆感毫无意义或有负罪感；
   + 思维能力减退或注意力涣散；
   + 反复出现死亡想法。

产后抑郁是女性产后由于生理和心理因素造成的，症状有紧张、疑虑、内疚、恐惧等，极少数严重的会有绝望、离家出走、伤害孩子或自杀的想法和行动。

家人应该对新妈妈给予关心和无微不至的照顾，尽量调整好家庭成员之间的各种关系，让新妈妈保持好心情，保证充足的睡眠和休息，妈妈的身体和情绪好了才能更好地哺育宝宝。

新妈妈本周饮食建议

这一阶段盆腔和子宫逐步恢复,新妈妈的伤口逐步愈合,恶露排出也从多到少,下床活动也比较方便。经过上一周的精心调理,胃口应该明显好转,进入第2周,新妈妈的饮食调养重点应该放在补气血、补钙、恢复骨盆上了。饮食上应注意大量补充优质蛋白质,以鱼、虾、蛋、豆制品为主,增加些排骨、瘦肉等。

清蒸鳕鱼

食材:
鳕鱼 2 块
姜丝 5 克
红、黄椒丝各 5 克
生抽 1 汤匙
料酒 1 汤匙
盐 适量
油 适量

做法:
1. 鳕鱼用料酒与盐腌制一会儿去腥提味儿,表面撒上姜丝。
2. 大火烧开蒸锅中的水,水开后将鳕鱼移入蒸锅蒸 10 分钟左右。
3. 蒸熟后取出,淋上生抽,将油烧热浇在鳕鱼上,放上红、黄椒丝装饰即可。

功效: 鳕鱼肉质细嫩、营养丰富,能给新妈妈提供丰富的动物蛋白质。

冬瓜汆丸子

食材:
猪肉馅 150 克
冬瓜片 200 克
葱末 5 克
姜末 5 克
香菜 1 根(切末)
鸡蛋 1 个
生抽 1 汤匙
盐 适量
香油 1 茶匙

做法:
1. 猪肉馅加姜末、葱末、鸡蛋、生抽搅打均匀至上劲。
2. 汤锅里加入适量水,放入冬瓜片煮至半熟,转小火。
3. 用汤匙将肉馅舀成丸子状下入锅中,煮至丸子浮起熟透后关火,加香油和香菜末调味。

功效: 冬瓜的维生素 C 含量很高,肉丸能帮新妈妈恢复体力。

菜肉馄饨

食材:
青菜 250 克
猪肉馅 150 克
姜末 5 克
老抽 1 汤匙
生抽 1 汤匙
料酒 2 茶匙
馄饨皮 15 个
高汤 600 毫升
油 适量

做法:
1. 青菜择洗干净,放入滚水中汆烫 1 分钟,捞出,挤干多余的水,剁碎。
2. 猪肉馅加入姜末、生抽、老抽、料酒、油,搅打上劲后加入青菜碎拌匀成馅料。
3. 取馄饨皮包裹适量馅料捏成馄饨。
4. 大火烧开高汤,放入包好的馄饨煮熟即可。

功效: 菜肉馄饨清爽可口,对于还在恢复期的新妈妈来说是非常适宜的。

素烩豆腐

食材:
韧豆腐 1 块
青豆仁 20 克
胡萝卜 20 克
鲜香菇 1 朵
姜 2 片
高汤 50 毫升
盐 适量
油 适量

做法:
1. 韧豆腐、胡萝卜、鲜香菇切成 1 厘米见方的丁。
2. 大火烧热锅中的油至六成热,放入姜片爆香,下胡萝卜丁、青豆仁和香菇丁翻炒,然后放入豆腐丁,翻炒均匀,加高汤,大火烧开,转小火慢煮 8 分钟。
3. 出锅前加盐调味即可。

功效: 豆腐口感细腻,含有丰富的植物蛋白质,配以蔬菜,为新妈妈提供全面营养。

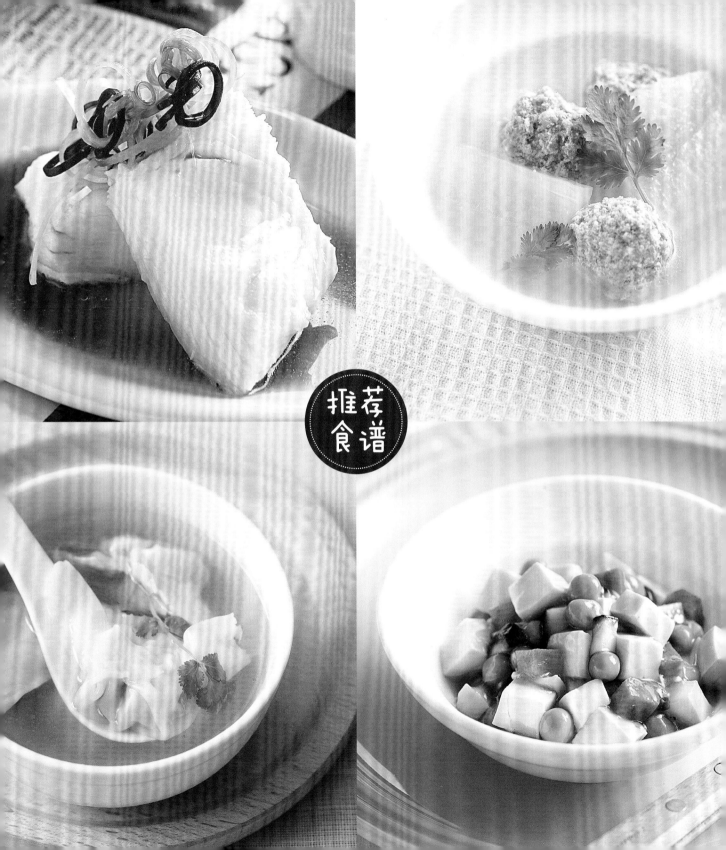

推荐食谱

新生儿第3周

宝宝出生的第3周，每天增长体重18～30克或每周增加125～210克，每天2～4次大便，也有的母乳喂养宝宝大便次数可能达到6～8次，都属正常。这个阶段的新生儿可能会出现脱皮现象，这是正常的生理现象。因为新生儿皮肤的最外层表皮，不断新陈代谢，旧的上皮细胞脱落，新的上皮细胞生成。蜕皮期间，可以在皮肤上涂些润滑油，以保持皮肤湿润，这是因为如果宝宝皮肤干燥，蜕皮后皮肤会出现小裂口，存在感染的危险。

宝宝成长与发育

宝宝的能力

现在宝宝已经能够和你对视，当他注视你时，你也应该很专注地看着他，给他一个微笑，当你呼唤宝宝的乳名时，宝宝会感到很快乐。有时，他甚至会发出"啊啊"的声音，急切地需要你的关注和爱抚。有些宝宝已经学会了使用大块肌肉，腿也在不断地增加力量，并喜欢踢腿，看起来像是骑自行车。腹部朝下时，他的下肢会做爬行运动，而且像是要撑起来的样子。在第1个月内，婴儿的手大部分时间紧握成拳，手指运动非常有限，但他可以屈伸手臂，将手放到眼睛看得见的范围或口中。

宝宝一天的循环状态

随着对宝宝了解的增加，你会认识到他有时候警觉而主动，有时他可以观察但被动，有时他很疲劳而易被激怒。但这种所谓的知觉状态可在第1个月以内发生戏剧性变化。实际上孩子一天有6种要循环几次的知觉状态，2种睡眠状态，4种清醒状态。

第1种状态	深睡眠	躺着不动
第2种状态	浅睡眠	睡眠时运动，噪声可惊醒
第3种状态	嗜睡	眼睛开始闭合；打盹
第4种状态	平静而警觉	眼睛睁开—表情明朗—身体不动
第5种状态	活动而警觉	面部和身体主动活动
第6种状态	哭泣	哭泣或哭叫，身体乱动

宝宝成长发育指标

生理发展

+ 会伸出手臂、双腿嬉戏。
+ 有的宝宝俯卧时会短暂抬起头。

心智发展

+ 醒着时会有茫然、平静的表情。
+ 喜欢图案。

感官与反射

+ 宝宝已经能够和你对视。

社会发展

+ 对他温和说话或将他抱直贴着肩膀时，会做视线的接触。

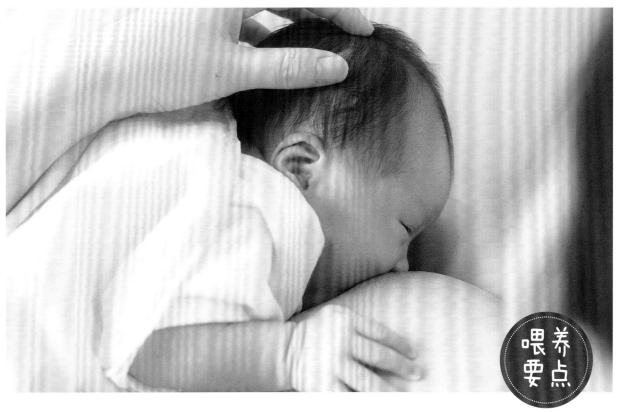

适应宝宝的哺喂形式

　　每个宝宝都有不同的哺喂形式。对于新生儿来说，有些宝宝喜欢长时间与妈妈奶进行"亲密"接触，喜欢连续 1 ~ 2 小时吃着奶，然后睡 1 ~ 2 小时。由于新妈妈的乳汁现在会大大增加，有些宝宝需要喂养的时间便会缩短，但次数却会较为频密。不过，另外一些宝宝好像对吸吮兴趣不大，或者从出生到现在都很嗜睡。

　　如果你在最初数天已经频繁地喂了你的宝宝，这时你一般没有乳胀的感觉，你会察觉到宝宝的大小便次数增多，表示你的乳汁多了。有些妈妈也会发觉这时的哺喂时间开始缩短，而乳房也会比平常大些和重些，甚至有点疼痛，这一切都是正常的。你必须有心理准备在产后初期花很多时间哺喂你的宝宝。

解决奶水不足的办法

　　几乎所有的妈妈都会有一段时间怀疑自己有奶水不足的情况，特别是在刚开始母乳喂养的时候。如果你认为自己的确存在奶水不足，下列方法也许可以帮助你解决问题：

+ 让宝宝经常吃奶，他想吃多久就让他吃多久。每次喂奶，两边乳房都要让宝宝吃到。

+ 只让宝宝吃母乳，不要使用安抚奶嘴，因为安抚奶嘴可能会减少他吃母乳的时间，从而影响乳汁分泌，出现奶水不足。

+ 不要考虑加配方奶来让宝宝吃饱。你的奶量会根据宝宝的需要进行调节，如果你在他饿时给他吃配方奶，他需要吃的母乳就会减少，时间久了，你就有可能出现奶水不足。

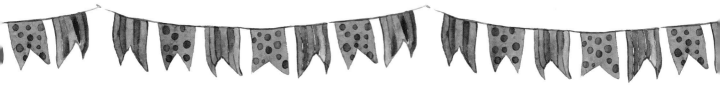

特别关注

吐奶

出生 2 周后，许多宝宝会经常吐奶，男宝宝的情况更严重些。因此在宝宝吃奶后，不要马上把他放躺下，而是应该竖抱宝宝，让他趴在自己肩头，同时轻轻用手拍打宝宝后背，直到宝宝打嗝为止。这样宝宝胃里的气体被排出来，就不会吐奶了。

睡眠护理

新生儿除了吃奶外，其他时间几乎都处于睡眠状态，新生儿每天需要睡 20 小时以上。睡眠时间和质量在某种程度上决定这一时期宝宝是否能良好发育。因此，一定要给宝宝创造良好的睡眠环境，如果宝宝睡不安稳，要看看是不是给宝宝包裹得太多了或有其他原因。不需要给新生宝宝用枕头，枕枕头不利宝宝发育，可以给宝宝头下垫一块毛巾，3 个月以后才需要枕头。

听懂宝宝的哭声

所有的宝宝都会哭，这实际上是宝宝在用他特有的方式与你进行交流。他告诉你，他热了、冷了、饿了、渴了、累了或者要抱抱，慢慢地你就会明白他想要干什么。宝宝哭闹的 7 个常见原因：饿了、需要换衣服或换尿布、感到太热或太冷、想要你抱、想睡觉、生病（宝宝生病后的哭声跟饿了或者烦了时的哭声不一样，可能更急或更尖锐）、肠绞痛。

预防尿布疹

新生儿臀部皮肤皱褶多，清洗臀部后水不易擦干，

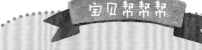
宝贝帮帮帮

及时给宝宝补充鱼肝油

如果宝宝在出生后没有注射过维生素 D，那么在出生后 2 周应该及时添加鱼肝油，以防止佝偻病的发生。同时，新妈妈应多带宝宝出去晒晒太阳。

如果马上包上尿布，使局部不透气，容易得尿布疹。对于尿布疹，最好的治疗方法就是保持局部干爽。可白天暴露于太阳下，也可局部烤灯。

注意：

+ 每次排便后，用温水冲洗臀部，然后用吹风机吹干。
+ 不要使用毛巾或湿纸巾等擦拭已破溃的臀部皮肤。
+ 用灯、光照等"烤"局部，不要过热，保持局部干爽。
+ 破溃处无渗水且干爽后，才可用护臀膏。

注意肠绞痛

如果你发现宝宝长时间啼哭，而且看上去很难受，要注意可能是肠绞痛的症状。一般来说，大约有 20% 的宝宝在出生后 2 ~ 4 周开始出现这种情况。这种腹痛是功能性的，会经常发作，没有特别好的治疗方法，只有等宝宝长大一点自行痊愈。你也可以先咨询医生，根据医生的建议给宝宝服药。

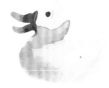

养成宝宝睡眠好习惯

婴儿的睡眠是很重要的问题，因为婴儿大部分生长发育都是在睡眠中完成的。睡眠时会大量分泌各种激素，来保持生长发育和正常的代谢。研究发现，70% 的生长激素是在深睡中产生的。宝宝的睡眠如此重要，但同时很多妈妈也被宝宝的睡眠问题困扰着。

妈妈要从现在就开始教宝宝区分白天和夜晚，夜晚宝宝醒来或喂奶时，不要跟他说话，室内光线要暗些，让宝宝意识到晚上是睡觉的时间。

宝宝有睡意时，尽量让他自己入睡，如果每次都抱着或者摇着他入睡，婴儿会渐渐养成这样的习惯。不要让婴儿含着奶嘴入睡，孩子入睡后应将奶嘴抽出。

有的宝宝夜间常常醒来哭闹，父母不要立刻上前，等待几分钟宝宝又会自然入睡。如果哭闹不停，再去安慰他或者检查是饿了还是尿了。如果每次醒来父母都立刻抱他或者喂奶，就会形成恶性循环。

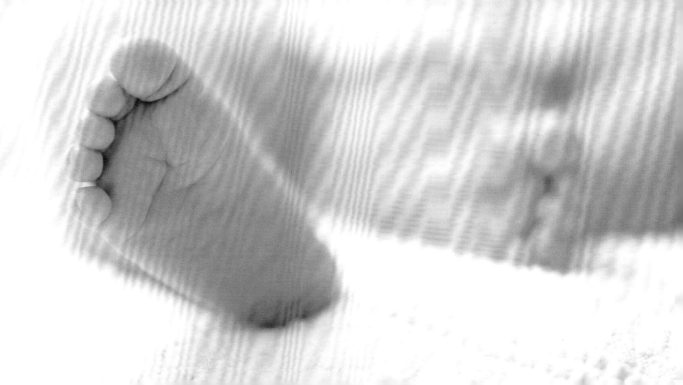

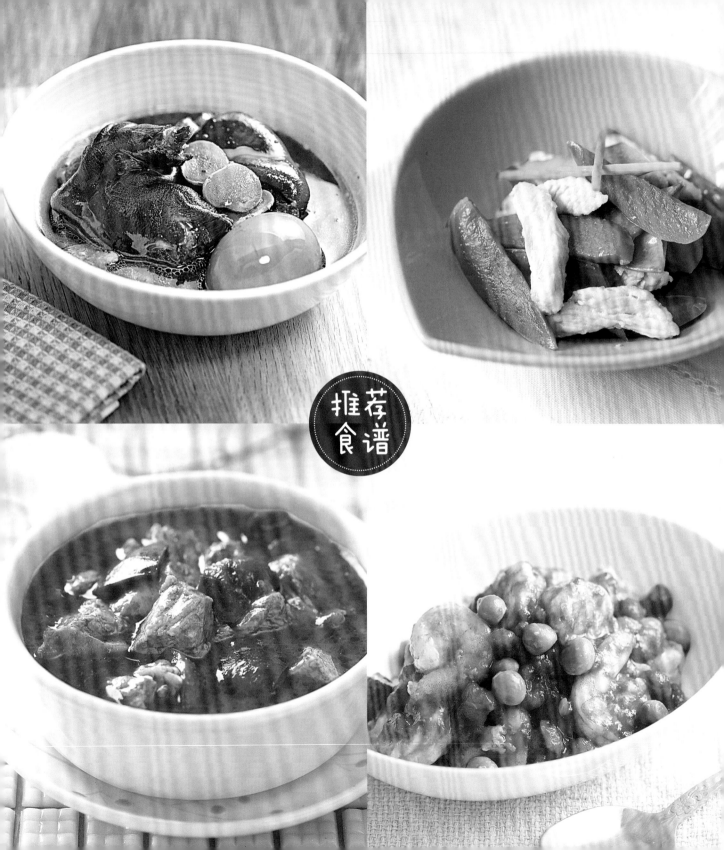

推荐
食谱

新妈妈本周饮食建议

进入第 3 周后，宝宝的胃口增大了，总是把妈妈的乳房吃得瘪瘪的，催乳成为这一阶段饮食的重点。由于生产大量失血，新妈妈会感觉疲劳乏力，提不起精神。这一阶段可以开始进补了，重点放在补气补血上，膳食中应多供给富含铁的食物，如红肉类、动物内脏等。

猪脚姜醋

食材：
猪脚 500 克
鸡蛋 5 个
姜片 200 克
甜醋 800 毫升
红糖 50 克
油 适量

做法：
1. 鸡蛋煮熟剥去蛋壳。猪脚切块，汆烫后捞出沥干。
2. 炒锅内加油，油热后下姜片炒干。
3. 砂锅内加入甜醋、姜片和红糖，煮滚后放入鸡蛋，小火煲制 30 分钟，放入猪脚，煲至皮软即可。

功效：猪脚姜醋具有活血祛瘀、止血、补血的滋补作用，特别适合产后的女性补益身体。

胡萝卜炒鸡柳

食材：
鸡胸肉 200 克
荷兰豆 200 克
胡萝卜半根
姜 2 片
蛋清 1 个
盐 适量
干淀粉 适量
油 适量

做法：
1. 胡萝卜斜切成片。鸡胸肉切条，加入蛋清、盐和干淀粉，抓拌均匀，腌制 15 分钟。
2. 大火烧热锅中的油至五成热，放入腌制好的鸡胸肉和姜片滑炒，接着放入荷兰豆和胡萝卜大火炒，炒匀加盐调味即可。

功效：鸡肉脂肪含量少，易消化。蛋白质和维生素含量高。

番茄炖牛腩

食材：
番茄 2 个
洋葱 半个
牛腩肉 500 克
香葱 3 根（打结）
冰糖 10 克
盐 适量
生抽 适量
油 1 汤匙
老姜片 2 片

做法：
1. 牛腩肉切成 2 ~ 3 厘米见方的块，放入滚水中汆烫 5 ~ 8 分钟。
2. 大火加热炒锅中的油，放入香葱结、老姜片和切片的洋葱炒出香气后放入切块的番茄炒软。
3. 加入牛腩块煸炒至表面收紧，调入生抽，倒入可以没过锅中食材的热水，调入盐和冰糖，改大火煮沸后转小火煲煮 2 小时。

功效：这道菜有滋阴补血的功效，对食欲不佳、腹胀有一定的缓解作用。

茄汁虾仁

食材：
虾仁 300 克
番茄 1 个
番茄酱 1 汤匙
鲜豌豆 50 克
蛋清 1 个
料酒 1 汤匙
白砂糖 1 汤匙
姜丝 5 克
蒜片 5 克
盐 适量
油 适量

做法：
1. 番茄去皮切成小丁。虾仁加入蛋清、盐、料酒抓拌均匀，腌制 20 分钟。
2. 烧热炒锅中的油，下姜丝和蒜片，炒香后捞出丢掉，加入腌好的虾仁翻炒直到变色，然后加入番茄丁、豌豆炒匀。
3. 加入盐、番茄酱和白砂糖，翻炒均匀即可。

功效：这道菜中加了番茄，对产后胃口差的妈妈很有补益功效。

新生儿第4周

这个时期宝宝的生长速度非常快，到本周末，宝宝比出生时重了700～1000克，身长也增加了2～3厘米。第4周后，宝宝的运动能力有了很大的发展。俯卧时能将下巴抬起片刻，头会转向一侧。宝宝比过去活跃了很多，会兴致勃勃地观察周围，倾听新的声音，吸收新的信息。到满月时，宝宝听觉上也有了很大的进步，他可以注意到相似语音的区别，像"吧"和"啪"。宝宝更喜欢像红和绿这样明亮的颜色，当看到自己熟悉的形状和一些特殊面孔时，会特别兴奋。

宝宝成长与发育

反应越来越灵敏

宝宝现在非常可爱，圆圆的小脸，粉嫩的皮肤，反应也灵敏许多。开始对外界事物感兴趣，如果妈妈跟宝宝说话，宝宝会一直盯着妈妈看，妈妈如果走开，宝宝的视线会追随妈妈。宝宝的运动能力也变强了，他喜欢蹬腿，而且挺有力的呢。

宝宝喜欢的声音

宝宝现在很喜欢听人的声音，如果放下宝宝时让他面向墙壁，大人在另一侧说话活动，你会发现宝宝会把头转过来。轻柔的音乐、清脆的摇铃声都会吸引宝宝转头并用目光追随。

宝宝成长发育指标

生理发展

+ 俯卧时能将下巴抬起片刻，头会转向一侧。趴着的时候能抬起头来。

心智发展

+ 会记得几秒钟内重复出现的东西。

感官与反射

+ 手指被扳开时会抓取东西，但很快会掉下。

社会发展

+ 会紧抓抱着自己的人。

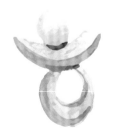

避免宝宝"乳头混淆"

　　每一个宝宝都是天生会吸吮的，但使用奶瓶和奶嘴会导致婴儿产生乳头混淆。因为吸吮母亲的乳头和吸吮奶瓶或奶嘴时，婴儿使用舌头、口腔及颚骨的方法是截然不同的，宝宝于是变得无所适从。一些产生"乳头混淆"的宝宝利用错误的方式吸吮母亲的乳头，结果是花了很大的力气也吃得不多，还会导致母亲的乳头疼痛。有些宝宝甚至对母亲的乳头完全不感兴趣。由于有的宝宝只吃过一次奶瓶便足以产生"乳头混淆"的现象，所以如果你打算母乳喂养的话，最好还是不要让宝宝使用奶瓶。

人工喂养要注意

　　人工喂养的宝宝每次奶量为 60 ~ 120 毫升，每天 6 ~ 7 次，一般每隔 3.5 ~ 4 小时喂一次。配方奶营养丰富，细菌很容易繁殖，宝宝喝剩的奶一定不能留到下次喝，每次都要重新冲泡。冲泡前要先做好奶具和双手的清洁工作。冲奶粉一定要按照说明来，奶粉过浓会使宝宝便秘、发胖，冲得过稀会使宝宝营养不良。人工喂养的宝宝需要在两顿喂配方奶之间喂一次水。一般情况下，每次给宝宝饮水不应超过 100 毫升，炎热的季节或宝宝出汗较多时可适当增加。

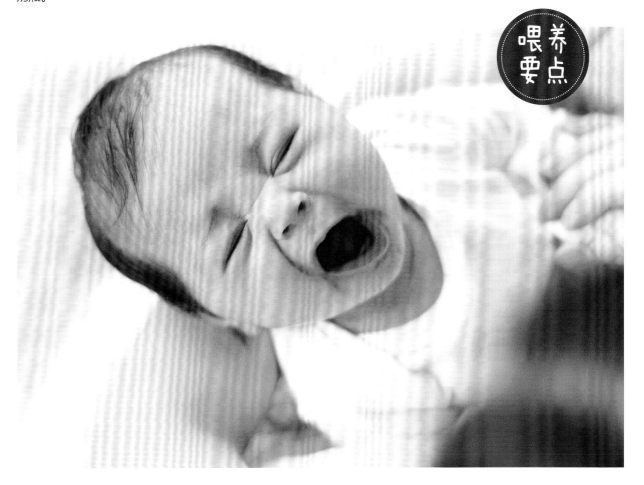

喂养要点

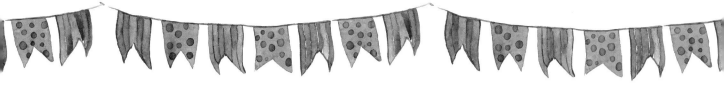

特别关注

剪指甲

新生儿指甲长得很快，有时一周要修剪两三次，剪指甲注意事项要记牢：

+ 婴儿指甲剪应是钝头，前部呈弧形的小剪刀；
+ 剪指甲时一定要抓牢宝宝的手，避免因晃动而弄伤宝宝，可以选择宝宝睡觉的时候进行；
+ 用拇指和食指握住手指，另一只手拿剪刀从一边沿着指甲自然弯曲转动，剪下指甲，不要剪得太深，以免伤到宝宝；
+ 摸摸指甲，不要有棱角或尖刺，以免宝宝抓伤自己；
+ 如不慎伤了宝宝，要立刻用消毒纱布或棉球止血，并用 75% 酒精消毒即可。

帮宝宝适应白天黑夜

白天你可以给宝宝看一些色彩鲜明的书、图片和悬挂饰物，晚上喂奶的时候，开着柔和的灯光，帮助宝宝适应白天和黑夜。有些父母认为"月子里的孩子怕光"，常常白天用窗帘遮光，晚上把灯调暗，这样会限制婴儿视觉的发展。如果让婴儿感觉到白天亮、晚上暗、开灯亮、关灯暗，就能刺激婴儿视觉的发展并建立条件反射，使婴儿学习到天暗了、关灯了要睡觉；天亮了可睁开眼看看、玩玩。

宝宝的快速生长期

宝宝会经历几个快速生长期。快速生长期一般发生于出生后第 2 周、第 4 ~ 6 周，以及第 3 ~ 4 个月。时间上因宝宝而异，差别也很大。这些时期，宝宝可能会突然不停地要奶喝，这种喝奶频繁的阶段就叫作"快速生长期"。这时如果妈妈每 2 小时给宝宝喂一次奶或者更频繁地喂奶，妈妈的身体就会收到信

号，要生产更多乳汁，并根据宝宝的月龄对乳汁的组成进行调整。过几天，这种频繁喝奶期结束，妈妈的乳汁量又会按照宝宝的需求进行调整。

宝宝用品要清洁

宝宝使用的餐具、奶瓶要勤于清洗消毒，避免新生儿鹅口疮的发生。清洗宝宝用品的时候不要使用消毒液，洗完需要烘干，不要带水存放，湿润环境容易招致细菌滋生。

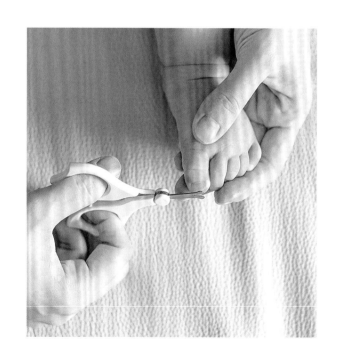

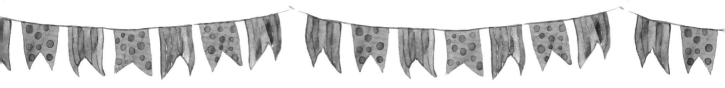

婴儿抚触

简单来说，抚触就是妈妈与宝宝间亲密的皮肤接触。这是医学界在治疗早产儿时候发现的一种促进宝宝生长发育和智力发育的操作手法。作为新的育儿理念，它正在被越来越多的新妈妈所接受。因为人们越来越重视与宝宝的交流，这种交流不仅体现在语言上，更体现在接触中。

抚触的时间选择在两次喂奶间，最好的时间是晚上宝宝洗完澡后。将宝宝衣物脱掉，在身下铺上柔软的毛巾被，使用婴儿油或乳液给宝宝按摩，记住要保持按摩手掌的温热。

抚触的动作要轻柔，可以同时温柔地跟宝宝说话，或者轻轻地唱歌，或者放一些柔和的音乐。宝宝会非常喜欢这样的时刻。虽然给宝宝做抚触有这么多的好处，但给宝宝做抚触的时候应以宝宝的舒适为标准，不能无视宝宝的感受。强行操作会引起宝宝的反感，使抚触失去原有的意义。提醒妈妈们需要注意以下几点：

+ 宝宝疲倦、烦躁时，不适宜做抚触；
+ 如果宝宝哭了，就应该停止按摩，因为宝宝可能有其他需要；
+ 最初用力要轻，逐渐加力，让宝宝慢慢适应；
+ 不要强迫宝宝保持某种姿势；
+ 不要让润肤油滴进宝宝眼睛。

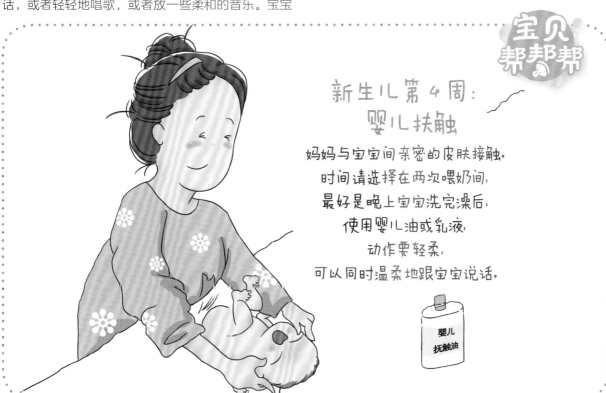

宝贝帮帮帮

新生儿第4周：
婴儿抚触

妈妈与宝宝间亲密的皮肤接触。
时间请选择在两次喂奶间，
最好是晚上宝宝洗完澡后，
使用婴儿油或乳液，
动作要轻柔，
可以同时温柔地跟宝宝说话。

婴儿抚触油

新妈妈本周饮食建议

　　新妈妈的膳食要提供母婴二人的营养，因此新妈妈要比平时多摄取 500～800 千卡热能量。平衡膳食，五谷杂粮、蔬菜水果、肉蛋奶均衡搭配。当新妈妈体质较差，分娩时出血较多，导致贫血而母乳不多时，不妨多食用富含营养的流质饮食，如撇去浮油的鸡汤、鱼汤、猪蹄汤等，还可以在汤中加些花生、桂圆。

南瓜菌菇排骨汤

食材：
排骨 300 克
南瓜 150 克
白玉菇 100 克
姜 2 片
盐 适量

做法：
1. 将排骨剁成块状，放入滚水中汆烫 5 分钟，捞出清洗干净。
2. 南瓜切大块。白玉菇去掉根部洗净。
3. 取一只砂煲，放入除盐以外的所有食材，加入足量的水，大火烧开后转小火继续煲 60 分钟。
4. 离火前加盐调味。

功效：排骨可为新妈妈提供大量优质钙，增强抵抗力。

桂圆红枣蛋

食材：
红枣 6 颗
桂圆肉 10 克
鹌鹑蛋 3 只
冰糖 适量

做法：
1. 红枣洗净去核，桂圆肉洗净。
2. 鹌鹑蛋煮熟，去壳备用。
3. 将鹌鹑蛋、红枣、桂圆肉装入炖盅，加入开水和适量冰糖，加盖隔水炖 45 分钟即可。

功效：红枣补血，桂圆补气，加上滋补的鹌鹑蛋，让新妈妈元气满满。

黄豆炖猪手

食材：
猪手（前蹄）1 只
黄豆 70 克
姜 4 片
黄酒 2 汤匙
盐 适量

做法：
1. 大火烧开锅中的水，加入 1 汤匙黄酒、2 片姜和猪手汆烫 3 分钟，去除杂质和血沫。
2. 砂锅内加入适量水，放入汆烫过的猪手、泡发的黄豆、剩余的姜片和黄酒，大火煮开后转小火煲制 60 分钟左右至猪手酥烂。
3. 出锅前加盐调味即可。

功效：黄豆炖猪手对于产后缺乳有很好的催乳作用，并且对新妈妈产后贫血有调理作用。

木瓜眉豆煲瘦肉

食材：
瘦肉 300 克
木瓜 300 克
眉豆 50 克
花生 50 克
姜 2 片
蜜枣 1 颗
盐 适量

做法：
1. 眉豆加水泡发。木瓜去皮去籽，切大块。
2. 瘦肉切成稍大的块，放入滚水中汆烫去除浮沫，捞出备用。
3. 取一只砂煲，放入瘦肉、花生、眉豆、蜜枣和姜片，加入足量的冷水，大火煮开后转中小火煲煮 30 分钟，放入木瓜转中小火再煲 20 分钟。
4. 离火前加盐调味即可。

功效：味道甜润，能帮新妈妈恢复体力并促进乳汁分泌。

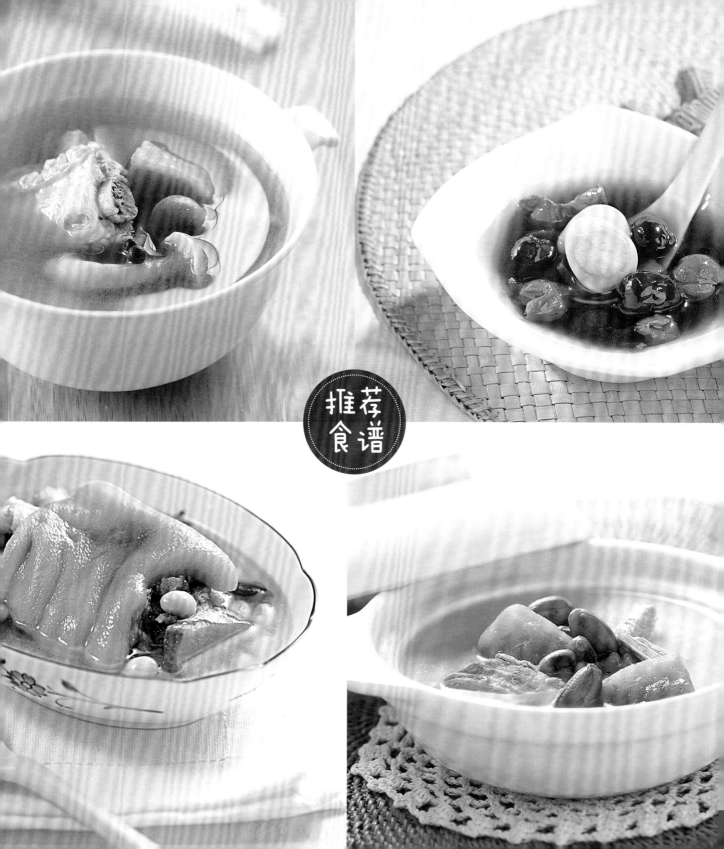

推荐
食谱

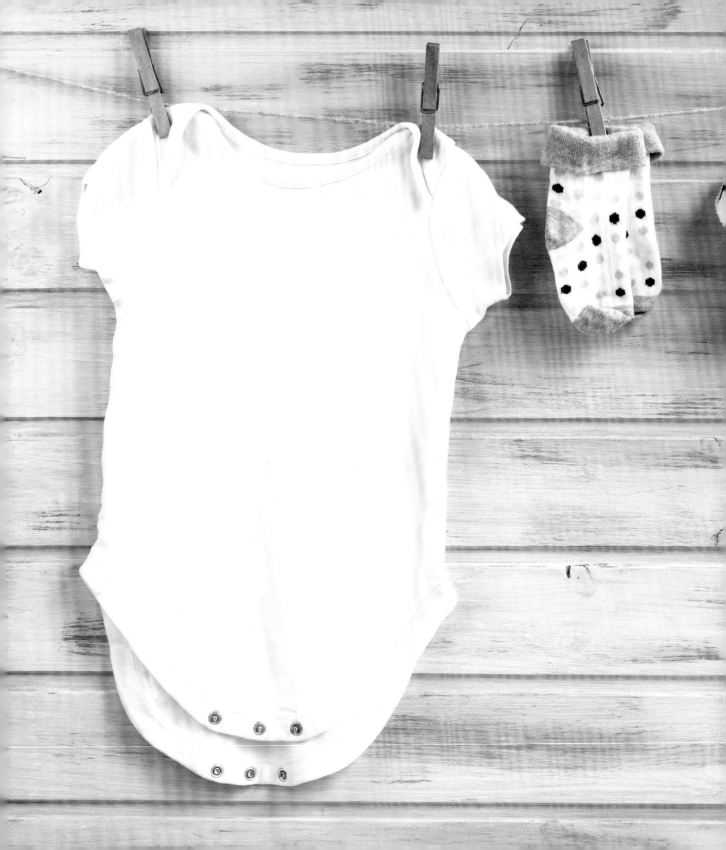

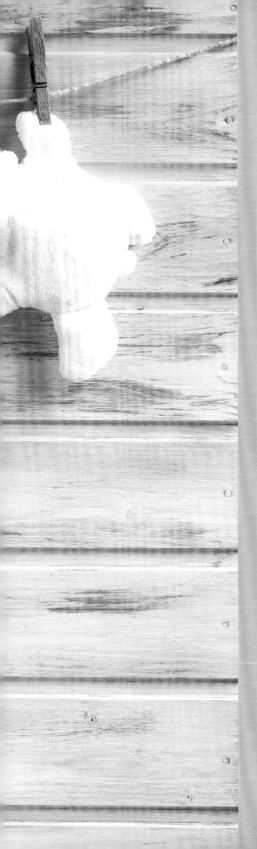

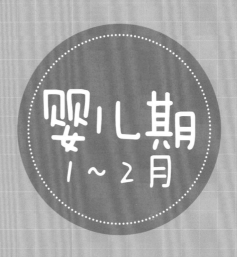

婴儿期
1~2月

  宝宝满月了，终于跨出了初涉人世的第一步！接下来的日子，宝宝就像小苗似的茁壮成长，宝宝会笑了，宝宝会翻身了，宝宝会认人了……宝宝的每一点进步都会让父母兴奋、雀跃。作为宝爸宝妈，请记住，每个宝宝都是独特的，他会按照自己的节奏抵达每个发育里程碑。

宝宝1个月1周

正常速度发育的宝宝，此时的体重比出生时大约增加1千克，身高大约增长3厘米。发育快的宝宝体重可增长2千克，身高约增长8厘米。宝宝每天能睡16～18小时，有的宝宝开始显示出昼夜规律，晚上睡眠时间可延长到4～5小时，白天觉醒的时间逐渐有规律。他发现自己的小手小脚，并开始研究。有的宝宝头颈已经可以竖起来了，但时间不宜太长。

宝宝成长与发育

宝宝会表达情感了

宝宝开始认得你的脸和声音了，目光会随着物体移动，并且可以很专注地凝视你，高兴时还会冲你莞尔一笑。最让父母惊喜的是宝宝开始"说话"了，他会发出各种声音，如咯咯、嗯嗯、啊啊、哼哼等来表达感情和需要。你和他说话时，他可能会咿呀学语，头也会不停地动，妈妈要回应宝宝，和他面对面亲切"交谈"，这能够让宝宝学习语言的结构和作用，对宝宝和爸妈来说这是一段美好的时光。

宝宝成长发育指标

体重
男婴 3.4～5.8 千克
女婴 3.2～5.5 千克

身长
男婴 50.8～58.6 厘米
女婴 49.8～57.6 厘米

生理发展
+ 动作开始变得更有自发性，反射动作开始消失。

感官与反射
+ 容易被妈妈的声音安抚。

心智发展
+ 会发出各种声音来表达感情和需要。

社会发展
+ 认得妈妈的脸和声音。

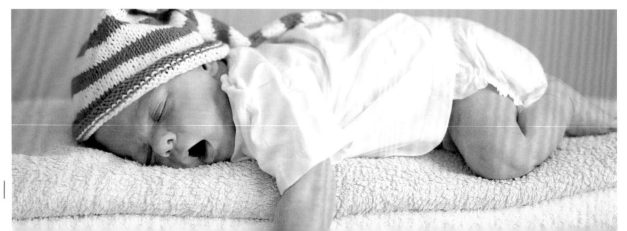

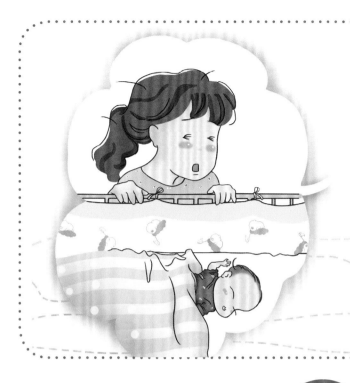

宝宝1个月1周：
睡头形

3个月以内的宝宝最好别用枕头。
如果宝宝睡觉时总喜欢偏向一侧。
妈妈可以在哺乳的时候
有意调整一下宝宝的方向。

吮吸力强了

宝宝吮吸能力增强了，吸吮速度加快，每下吮吸乳量也增加了，吃奶时间自然就缩短了。这时妈妈往往认为奶少了，不够宝宝吃了，这种担心是多余的。这个月的宝宝比新生儿更加知道饱饿，吃不饱就不会满意地入睡，即使一时睡着了，也很快就会醒来要奶吃。

生理性溢乳不用担心

吃奶前宝宝并没有异常表现，突然溢出的一口奶可以是刚刚吃进去的奶液，也可以是豆腐样的奶块，但不会混有黄绿色的胆汁样物。吐后宝宝一切正常，精神好，照样吃奶。即使每天都溢乳，宝宝不但不瘦，还比较胖，生长发育也正常，这就是生理性溢乳。减少生理性溢乳可以这样做：

1. 适量喂食，切勿过多，喂奶时不要太急、太快，如有

喂养要点

必要中间可以暂停片刻，以便宝宝的呼吸更顺畅；

2. 每次喂奶中及喂奶后，让宝宝竖直趴在大人肩上，轻拍宝宝背部，这个动作可将宝宝吞入胃中的空气排出，以减少胃的压力；在躺下时，可将宝宝上半身垫高一些，最好是右侧卧，这样胃中的食物不易反流；

3. 在喂食之后，不要让宝宝有激动的情绪，也不要随意摇动或晃动宝宝。

奶稀不是事儿

新妈妈可能某一天突然发现，乳房不太胀了，母乳颜色白白的，看上去有些稀稀的，好像还不如配方奶。其实这是由于母乳中蛋白质、脂肪的颗粒较小，并不是营养不好。作为辛勤的"奶牛"，新妈妈会比较辛苦，要随时注意自己的饮食，母乳的营养素含量与妈妈的膳食有较大关系。

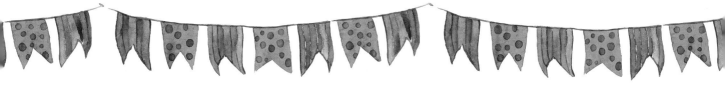

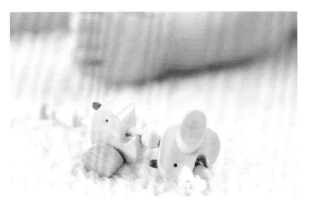

去除奶痂的办法

宝宝头顶和眉间可能会有积聚的奶痂，切勿强擦强揭。正确的方法是用植物油或婴儿润肤油涂在上面，等奶痂浸软以后用消毒软毛巾或纱布轻轻揩拭并除去痂屑，再涂上少许橄榄油即可。如果乳痂很厚，可以每天涂 1 ~ 2 次油，直到乳痂浸透后擦去，然后用温水将头皮洗净，用毛巾盖住头部吸干水分。注意，不可用肥皂清洗，也不要用手或梳子硬梳乳痂，以免头皮破损继发感染。

特别关注

不需要枕头

其实 3 个月以内的宝宝最好别用枕头。如果宝宝总喜欢偏向一侧睡觉，妈妈可以在哺乳的时候有意调整一下宝宝的睡眠方向。例如，有的宝宝喜欢迎着光睡眠，这时候妈妈调整一下宝宝头脚朝向就可以了。

晒晒日光浴

宝宝满月后就可以带到户外进行日光浴了。刚开始时每天几分钟，逐步加长至 1 ~ 2 小时。夏季要选择早晚阳光不是很强烈的时候，并注意不要让宝宝的皮肤直接在日光下暴晒；冬天则最好在中午气温较高的时候出去，天气较暖时还可以露出宝宝的头部、手部等皮肤；春秋两季风沙太大则不要外出，可以选择在有阳光的房间或阳台上晒太阳，但不能隔着玻璃，因为紫外线不能穿透玻璃，因此隔着玻璃晒太阳是没有效果的。

预防尿布疹

这周宝宝睡整觉的时间延长，小便次数变少，但每次尿量变多，所以更容易发生红屁屁。有条件的话，最好给宝宝多打开尿布，让小屁屁透气。另外，更换尿布前用清水洗洗小屁屁是必不可少的步骤。

潜能开发

当宝宝心情不好的时候，用一些方法分散他的注意力，如做鬼脸、拿玩具逗他等。

经常和宝宝面对面地"说话"，你提高嗓音重复宝宝说的"话"，宝宝会很兴奋。

这个时候可以带宝宝出门走走，开开眼界了，但是一定要选择好天气哦！

早教游戏

仰卧抬头

出生后 30 多天，宝宝可用下巴支在床上向上看；60 天时下巴离床 3 ~ 5 厘米，训练颈部肌肉，使之能支撑头部抬起的重量；头抬高，并用肘部支撑把前胸抬起，为以后爬行做准备。

宝宝1个月2周

现在宝宝的睡眠和清醒状态已明显不同，宝宝醒着的时候更加活泼和灵敏，他开始更多地观察周围的世界。宝宝的视力在增强，对物品的记忆持续增长。宝宝开始喜欢图案、颜色和形状更复杂的东西，把他的床边布置得丰富有趣些，吸引宝宝去注视。如果宝宝头颈力量有所加强，可以尝试将宝宝竖直抱起，让宝宝看看周围的环境，有益于宝宝的智力发展，他也会很开心。

宝宝成长与发育

第一次真正的微笑

无论属于哪个国家和人种，宝宝第一次笑的时间都差不多，所以做好准备迎接宝宝那天真无"牙"的灿烂微笑吧！那是只为你绽放的微笑，是对你所有呵护的回报，是在告诉妈妈"我现在很快乐"，这种微笑可以把你的心全都融化了，即使你刚度过了一个糟糕的不眠之夜。

能撑起头

宝宝能够越来越好地控制颈部的肌肉，他可以更频繁地移动头看周围的东西。当宝宝俯卧时，不但可以抬头数秒，还可以伸展小腿了。宝宝的笑容已经不再是过去的无意识状态，已更有社会性了。

模仿表情

宝宝开始模仿大人的脸部表情。如果妈妈也来模仿宝宝表情并加以夸大，宝宝会发现这种有趣的现象。婴儿发展专家认为，这种像镜子一样的反射能有效强化宝宝的自我意识。

与妈妈亲近

这时的宝宝已能辨别妈妈的声音和气味，即使妈妈不在眼前，只要听到妈妈的声音，宝宝就会表现出兴奋的样子。若是宝宝正因寂寞无聊而啼哭，听到妈妈的声音也会很快安静下来。

宝宝成长发育指标

体重	身长
男婴 3.4 ~ 5.8 千克	**男婴** 50.8 ~ 58.6 厘米
女婴 3.2 ~ 5.5 千克	**女婴** 49.8 ~ 57.6 厘米

生理发展

+ 俯卧时，不但能抬头数秒，还能伸展小腿。

心智发展

+ 对物品的记忆持续增强。

感官与反射

+ 模糊地注视着周围环境。

社会发展

+ 看到别人微笑时会跟着微笑。

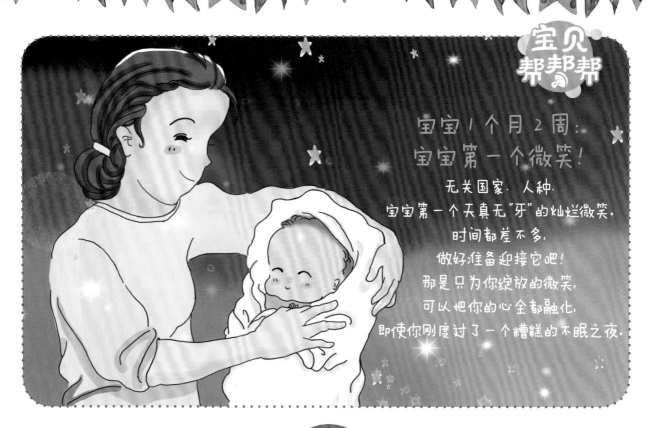

宝宝1个月2周：
宝宝第一个微笑！

无关国家·人种·
宝宝第一个天真无"牙"的灿烂微笑。
时间都差不多，
做好准备迎接它吧！
那是只为你绽放的微笑，
可以把你的心全都融化，
即使你刚度过了一个糟糕的不眠之夜。

不要轻易认为母乳不足

母乳喂养的宝宝，难以计算每日所摄入的热量数，可以通过每周测量体重进行估算。如果每周体重增长超过 200 克，有可能是摄入热量过多；如果每周体重增长低于 100 克，有可能是摄入热量不足。这个月的宝宝可以完全靠母乳摄取所需的营养，不需要添加辅助食品。如果母乳不足（一定不要轻易认为母乳不足），可添加配方奶，不需要补充任何营养品。

这个时期最要防止的是混合喂养的发生。宝宝生长迅速，不停地要吃奶，妈妈就会认为自己的奶量不足了，就会给宝宝添加配方奶。因为奶嘴开孔比母乳更易吸吮，而且配方奶又比母乳甜，所以，这个时期的宝宝一旦接触到奶嘴，尝到"甜头"，就会喜欢上

喂养要点

配方奶，而不喜欢母乳了。因为添加了配方奶，宝宝下次吃的母乳量会减少，而母乳是越刺激奶量越多，如果每次母乳都没有吸干净，就会使乳汁的分泌量减少，最终导致母乳真的不足了。

宝宝护理

睡前小程序

在宝宝困倦但还没睡着的时候，就把他放在床上，这样可以帮助他学会自己入睡。你可以从一开始就帮宝宝养成健康的睡眠习惯，安排一套睡前的固定做法：比如洗个澡、做做按摩，或者给宝宝讲个故事。这些都可以帮助他更早地学会自己入睡。

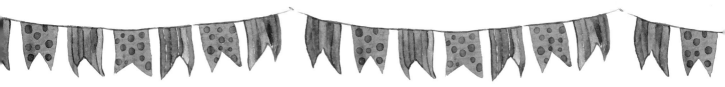

每天坚持给宝宝抚触

每天给宝宝进行科学、系统的抚触，可以非常有效地促进宝宝的生理和情感发育，接受过抚触的宝宝哭闹变少，睡眠变好，还能改善免疫力。

特别关注

吐奶是怎么回事

妈妈如果发现宝宝吐奶比以前更多、更频繁也不要着急，那是因为宝宝现在吸吮力量变大，消化道还没发育完善引起的，只要没有其他不适，就不用担心。

不要轻易添加配方奶粉

这个阶段由于宝宝吸吮力加强，每次吃奶时间变短，有的妈妈就会疑心是不是奶不够，从而开始添加配方奶。很多妈妈就是这样失去母乳喂养的机会。宝宝吃不饱自然会有所表示，不要轻易添加配方奶，除非你监测一段时间发现宝宝体重确实不增长，再给宝宝选择配方奶。

42 天体检

宝宝出生后 42 天需要去医院进行产后与发育检查。这个检查不是必须做的，但是从对宝宝和妈妈健康负责的角度出发还是建议做。一般来讲，宝宝要做的检查包括体重、身长、头围、胸围的测量，以及婴儿智能发育的评价。妈妈的检查主要是询问妊娠、分娩和坐月子的情况，检查产后恢复情况等。

宝贝帮帮帮

小心宝宝窒息

哺乳完毕，妈妈要观察一会儿宝宝，如果宝宝吐奶，要立刻把宝宝头部侧过来，让奶液流出，防止呛奶。

潜能开发

多给宝宝听优美的音乐，和宝宝交谈时要用不同的语气、语速，锻炼宝宝的听力水平。

宝宝可以很好地体会大人的情绪，所以父母应多和宝宝面对面，用语言、表情逗宝宝笑。

早教游戏

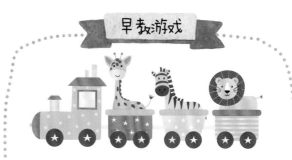

侧卧

婴儿吃饱后右侧卧位，胃内食物从右侧幽门进入十二指肠，在背后垫一个枕头或小被子固定体位，婴儿有时身体会倾向背侧而呈仰卧，或因垫高身体倾向腹侧而呈俯卧，初时这种转位是被动的，以后会逐渐转为仰卧或俯卧。侧卧可作为产生翻身动作的阶梯。

宝宝1个月3周

宝宝每天要有两三次小睡，总共的睡眠时间为15个小时左右，他会利用更多的时间玩耍。俯卧时可以用前臂将头撑起片刻。随着头部的灵活转动，他的视线范围也越来越大了。宝宝的感官逐渐变得更协调。他会有意地转向有趣的声音来源，并且能够轻易地追踪移动物体了，开始是左右方向，然后进展到上下方向。

宝宝成长与发育

欣赏音乐

宝宝现在白天醒着的时间变长了，你可以利用这些时间来帮助他的感官发育，给宝宝唱唱你喜欢的摇篮曲或者放点儿轻音乐或儿歌，但也不要整天给宝宝放音乐，不停地刺激他，宝宝也有需要安静的时候。因此，在开始下一段音乐之前，给你的小宝贝一些时间让他安静一下。

认识爸爸妈妈

现在多数宝宝已能区别父母和其他人，当他看见妈妈或爸爸时，脸上会立刻绽露出笑容，手脚一起挥动，显出很兴奋的样子。嘴里还会发出"哦哦""啊啊"的声音表达自己欢快的情绪。这时还是要多抱一抱宝宝，在宝宝6个月以前不用担心惯坏他，身体和目光的接触对宝宝的心理发展是非常有益的良性刺激。

自我表达

虽然你的宝宝还不能说话，但他的小脸正在尝试着不同的面部表情，如噘嘴、挑眉毛、张大或眯起眼睛、皱眉头等，并通过这些表情来表达自己的情感。宝宝还会用哭和笑来表达自己的需求与感受，也许是需要换尿布了，也可能只是在摸索他刚发现的小技能！宝宝有时会把小手举在眼前，好奇地凝视把玩，或者把整个小拳头送到嘴里去吸吮。

宝宝成长发育指标

体重	身长
男婴 3.4 ~ 5.8 千克	**男婴 50.8 ~ 58.6 厘米**
女婴 3.2 ~ 5.5 千克	**女婴 49.8 ~ 57.6 厘米**

生理发展

+ 白天清醒时间加长。

心智发展

+ 对声音感兴趣。

感官与反射

+ 两只小手互相握起来。喜欢看自己的小手。吸吮自己的小拳头。

社会发展

+ 看到人感到兴奋。

妈妈要防止乳头皲裂

母乳喂养乳头皲裂仍可能发生。本月宝宝吸吮力增强，对乳头吸力增大，而这时妈妈却放松了对乳头的保护，结果再次发生乳头皲裂。因此，建议每次喂奶后在乳头上涂一点奶液，晾干后再放下胸罩。胸罩不要过紧，以免对乳头过分摩擦。乳腺炎发生率降低了，但仍然有罹患的可能，要及时处理乳核。乳房疼痛要及时看医生。如发热，仍然要首先考虑是否患了乳腺炎，而不要仅仅认为是感冒。

哺乳妈妈多吃高 DHA 食品

二十二碳六烯酸（DHA）对宝宝的脑神经及视神经发育非常重要，体内 DHA 水平较高的婴儿，视力与智力发育更为良好。哺乳妈妈要多吃 DHA 含量高的食品，鲔鱼、鲣鱼、鲑鱼、鲭鱼、沙丁鱼、竹荚鱼、旗鱼、金枪鱼等鱼类 DHA 含量较高，核桃、杏仁、花生、芝麻、藻类等所含的 α－亚麻酸可在人体内转化成 DHA。

喂养要点

宝宝护理

每天都要洗澡

如果室温条件允许，冬天也可以每天给宝宝洗澡。夏天最好一天洗 2 ~ 3 次。洗澡时间一般不要超过 15 分钟，以 5 ~ 10 分钟为佳。不要每次都使用洗发剂，一周使用 2 ~ 3 次就可以。更不要使用香皂，一周使用一次婴儿浴液就可以，一定要用清水把浴液冲洗干净。洗澡时一定不要有对流风。洗后要用干爽的浴巾包裹宝宝，用干爽的毛巾裹头，等待干后再穿衣服，用毛巾擦身上的水后不要马上穿衣服，应晾干后再穿，否则容易使宝宝受凉。洗澡后给宝宝喂一点儿白开水，不要马上喂奶，最好等洗澡后 10 分钟再开始喂奶。

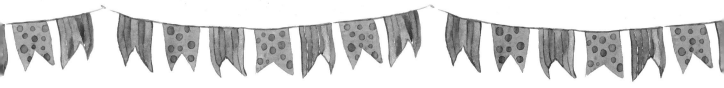

特别关注

添加维生素 D

从宝宝出生 15 天起就应该给宝宝补充维生素 D 了。补充量为 D400IU/ 天，如果宝宝吃奶量很少，应先提高吃奶量，再补充维生素 D，因为维生素 D 主要是促进钙吸收，单纯补维生素 D 对预防佝偻病没效果。

枕秃不要忙于补钙

枕秃不能说明宝宝一定缺钙，比如，天热宝宝出汗多，或枕头过硬都可能会导致宝宝枕秃，要明确原因，防止补钙过量。

红屁屁及时处理

如果宝宝臀红严重，可以涂一些鞣酸软膏，要勤于观察，细心护理，以免尿布疹引起肛窦炎、肛周脓肿、肛瘘这些棘手的问题。

开始抓握训练

这个阶段宝宝手的功能开始发育，妈妈可以给宝宝多进行握拳、松开的训练，用东西逗引宝宝手心，引起抓握。

不要当着宝宝的面争吵

宝宝是非常敏感的，如果家庭气氛不好，宝宝也会受到影响，所以，爸爸妈妈要注意不要当着宝宝的面大声争吵。

潜能开发

可以给宝宝看生动的照片、颜色丰富的图画。

拿一面镜子，让宝宝从镜子里看到自己的模样，增强自我意识。

带宝宝到室外晒太阳，多跟同龄的小伙伴"交流"。

每天适当地竖立抱着宝宝一会儿，增大他的视野，刺激他的视觉发育。

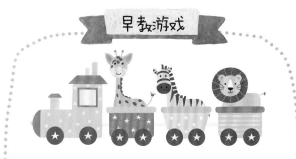

早教游戏

我会看东西

在宝宝眼前 25 ~ 30 厘米处摇晃有声响的玩具，并告诉宝宝这里有好玩的东西，吸引宝宝的目光，并带动他做出伸手的动作。

小手在哪里

可自制铃铛手链，套在宝宝的手腕上，拉着宝宝的手轻轻摇晃，让宝宝凭借听觉寻找出声的位置，意识到什么是手，当宝宝明白手不只能放进嘴巴，也能做出其他动作时，他慢慢就会对手产生浓厚的兴趣。

宝宝1个月4周

宝宝开始认得你的脸和声音了，并且可以很专注地凝视你，高兴时还会冲你莞尔一笑。最让爸爸、妈妈惊喜的是宝宝开始"说话"了，他会发出各种声音来表达感情和需要。你和他说话时，他可能会咿呀学语，头也会不停地动，妈妈要回应宝宝，和他面对面亲切"交谈"。

宝宝成长与发育

动作能力提高了

现在，大部分时间里，你的宝宝已经能够张开小手了——他迈出了感知这个世界的第一步。在更小的时候，宝宝抓东西的动作基本上是出于本能，即便他想松开也做不到。虽然现在宝宝还不能真正去抓东西，但是能握住放在他手中的物品了。

宝宝开始学习啦

你也许会注意到，刚出生的宝宝会在短时间内保持安静和清醒，这是他学习的好机会！利用宝宝安静的这些时光，更好地亲近你的宝宝——陪他说说话，给他唱唱歌，为他讲讲墙上的图画。尽管宝宝这时还不会说话，但其实他正在学习呢！刚出生的宝宝双眼可能就会持续地追随物体，但他只能盯着东西看一小会儿，而现在，他能更自如地盯着移动的物体看了。你也可以跟宝宝玩对视的游戏，把脸靠近宝宝的脸，然后再慢慢地左右移动你的头。

宝宝成长发育指标

体重
男婴 3.4 ~ 5.8 千克
女婴 3.2 ~ 5.5 千克

身长
男婴 50.8 ~ 58.6 厘米
女婴 49.8 ~ 57.6 厘米

生理发展
+ 坐姿抱宝宝，多数时间宝宝头都能直立。俯卧时，可抬头到45°。

心智发展
+ 会把物品和相应的称呼联系在一起。

感官与反射
+ 两只小手互相握起来。

社会发展
+ 会清醒且直接地看人。看到妈妈会特别兴奋。

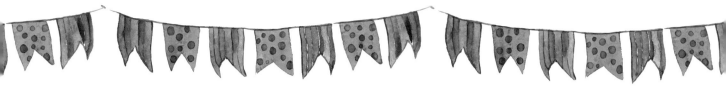

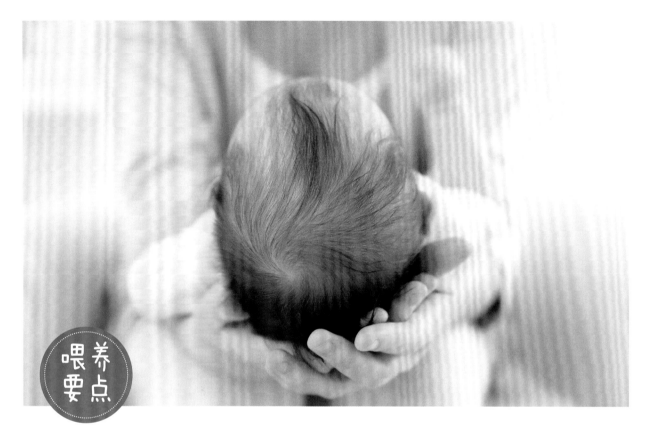

喂养要点

接受宝宝的吃奶习惯

这个月的婴儿，基本可以一次完成吃奶，吃奶间隔时间也延长了，一般 2.5 ~ 3 小时一次，一天 8 ~ 9 次。但并不是所有的宝宝都这样，2 小时吃一次也是正常的，4 小时不吃奶也不是异常的，一天吃 5 次或一天吃 10 次，也不能认为是不正常。但如果一天吃奶次数少于 5 次或大于 10 次，要向医生询问或请医生判断是否是异常情况。晚上还要吃 4 次奶也不能认为是闹夜，可以试着后半夜停一次奶，如果不行，就每天向后延长，从几分钟到几小时，不要急于求成，要有耐心。

哭泣不要马上喂奶

新手妈妈肯定一看见宝宝大哭就觉得宝宝饿了，赶紧给宝宝喂奶，其实这种情况并不一定就是宝宝饿了，"纸尿裤不舒服了""热了""想让妈妈抱"等情况都可能是宝宝哭泣的原因，因此妈妈要多观察宝宝，学会判断宝宝的要求，确认确实是饿了的情况再给宝宝哺乳。

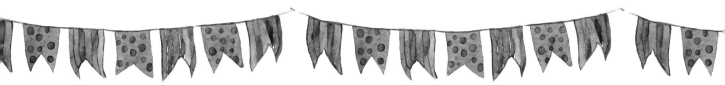

特别关注

教育要趁早

"婴儿从降生的第三天开始教育，就迟了两天。"这说明我们对宝宝的教育要趁早，不要以为宝宝什么都不懂，做什么都白做，你现在给宝宝的将存储到他记忆的最深处。

如何给宝宝选择音乐

给宝宝选择音乐的时候，要选择旋律优美动听、节奏舒缓的，不要选择过于嘈杂、紧张的音乐。不过要是你的宝宝就喜欢听摇滚乐的话，建议把音量放低，不要损害到宝宝的听力。

防止宝宝"红下巴"

假如宝宝现在开始流口水，要用干净的手帕蘸掉，帮宝宝保持皮肤干爽，如果口水量多，可以清洗后涂抹一点润肤油。现在流口水可不是长牙引起的，那还早着呢。

宝宝开始吃手

宝宝非常喜欢玩自己的手指和拳头，他常常会把小拳头塞到嘴巴里面津津有味地啃，不要阻止哦，这是宝宝涉世之初的探险方式。

促进宝宝视力发育

宝宝的视力发育已经进步很多，你可以在15～25厘米的距离跟宝宝说话，并不停变换位置，逗引宝宝跟着你移动视线。

潜能开发

当宝宝醒着时，和宝宝面对面说话，发音口形要准确，既轻柔又清晰，这样不但能锻炼宝宝的听力，还能锻炼宝宝的视力。当宝宝注视着你时，可以慢慢地移动头的位置，设法吸引宝宝的注意力，让宝宝追随你。如果宝宝的视线不能随你移动，可以向宝宝发出声音："妈妈在这里，看看妈妈。"记住，宝宝什么都懂，抱着这样的信念训练宝宝的潜能是非常重要的，可以收到非常显著的效果。

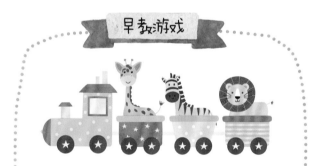

蹬踢彩球

让宝宝仰卧，在婴儿床的上方吊一个大彩球或吹满气、内有小铃铛的大塑料袋。宝宝看见球在跳动或听到声音会很兴奋，便努力蹬腿，屈伸膝部，双腿上举或随球而动，从而欢欣鼓舞。这个游戏可以让宝宝活动双腿，锻炼下肢肌肉。有时宝宝手和脚能同时碰到球，将下肢运动扩大到四肢和全身运动。

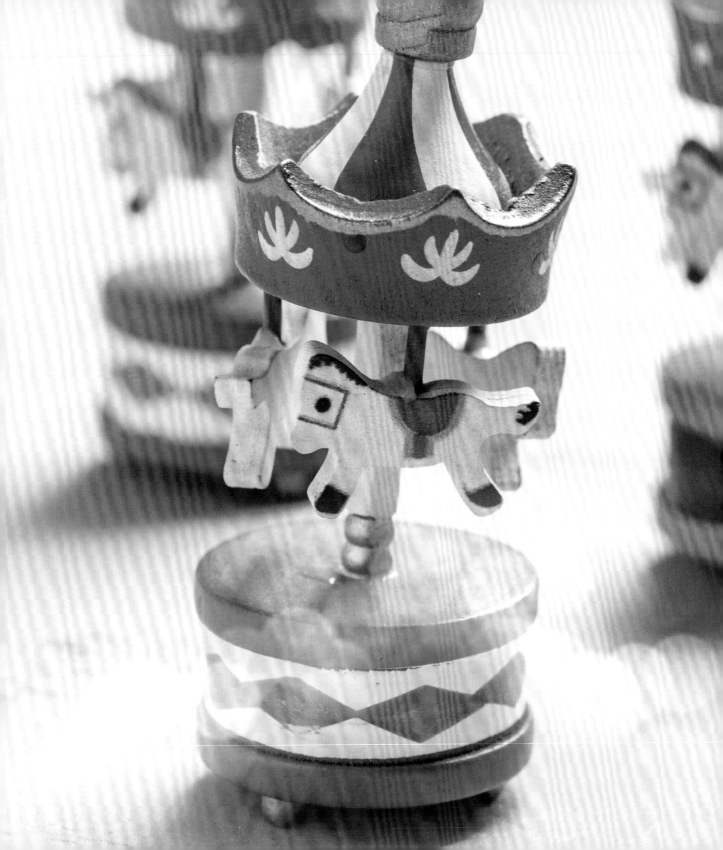

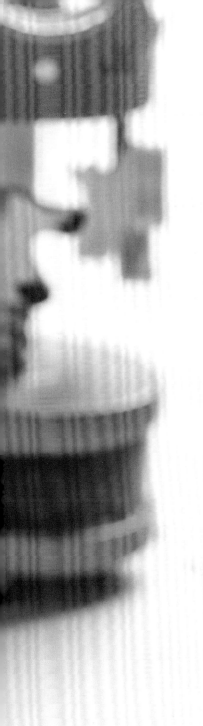

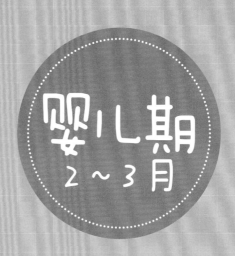

婴儿期
2~3月

这是宝宝来到这个世界的第 3 个月，宝宝的生长发育很快，已经明显看出长大、长胖了许多；初生时一直握成拳头的小手这时也张开了；宝宝的皮肤也变得更细腻、更有光泽和弹性了，让人总是忍不住想亲亲他！

宝宝 2 个月 1 周

不知不觉宝宝已经出生 2 个月了。现在，宝宝的作息时间稍微变得有规律些了，这让新妈妈感到轻松一点了。宝宝后囟已基本闭合，说明软骨已经变硬成为骨骼。大多数宝宝夜里连续睡眠的时间会更长，并且在白天会有固定的小睡习惯。

宝宝成长与发育

能力进步啦

+ 双手在胸前玩，会用眼看双手，这是手眼协调的开始。
+ 宝宝通过看、听、闻气味等辨认妈妈。
+ 宝宝哺乳后朝右侧睡，由偶然翻身 90°到有意翻身 90°。
+ 会发几个拉长的元音。

对复杂物体感兴趣

你的小宝宝已经不满足于喜欢简单明亮的物体了，他的视力也已发展到能看清 1 米以内的所有东西，能吸引宝宝的不再是黑白色块，他更喜欢那些更为复杂的、有更多细节的图案、色彩和形状。妈妈要为宝宝准备一些玩具，比如软球和毛绒玩具，让宝宝多看看，多摸摸这些小玩意儿。

听力更灵敏了

宝宝的听力变得更加敏锐，他能够分辨出他所熟悉的人说话的声音了。你可以观察一下，当他听到声音后是怎样四处寻找声音发出的方位的。多和宝宝说说话有助于培养他的方位感，你说话的时候，宝宝也许会着迷地看着你的嘴，琢磨声音是怎么发出来的，所以你说话的时候语速一定要慢，让宝宝能模仿你的口形学习说话。

提示：如果你对宝宝的听力有任何疑虑，要及时向医生咨询，即使宝宝已经做过听力测试也不要大意，有可能还会出现新的问题。

宝宝成长发育指标

体重
男婴 4.3 ~ 7.1 千克
女婴 3.9 ~ 6.6 千克

身长
男婴 54.4 ~ 62.4 厘米
女婴 53.0 ~ 61.1 厘米

生理发展

+ 后囟已基本闭合。夜里连续睡眠的时间会更长。

心智发展

+ 停下吸吮的动作去倾听。

感官发展

+ 自发性的动作增多，原始反射消失。更喜欢颜色鲜艳、有细节的图案。

社会发展

+ 容易笑而且是自发性的。会咯咯笑。喜欢看人脸胜过看东西。

母乳喂养

如果母乳充足，到了这个月应继续以纯母乳喂养，吃奶间隔时间可能会延长，可从 3 个小时一次，延长到 4 个小时一次。到了晚上，可能延长到 6 ~ 7 小时一次，妈妈可以睡长觉了，不要因担心宝宝饿坏而叫醒睡得很香的宝宝，这么大的宝宝已经知道饱饿了。

喂养要点

人工喂养

这个月的宝宝食欲比较好，可以从原来的每次 120 ~ 150 毫升，增加到每次 150 ~ 180 毫升，甚至可达 200 毫升以上。对于食欲好的宝宝，不能没有限制地增加奶量。每天吃 6 次的宝宝，每次喂 160 毫升，每天喂 5 次的宝宝每次喂 180 毫升。

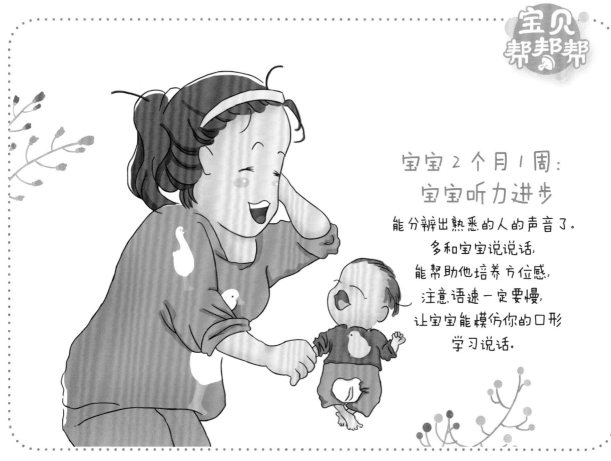

宝贝帮帮帮

宝宝 2 个月 1 周：
宝宝听力进步

能分辨出熟悉的人的声音了。
多和宝宝说说话，
能帮助他培养方位感，
注意语速一定要慢，
让宝宝能模仿你的口形
学习说话。

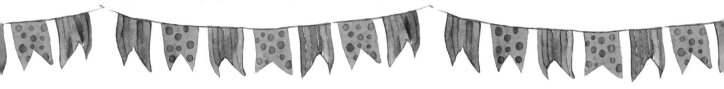

特别关注

注意防睡偏头

如果宝宝大部分时间只用一种姿势躺着，会影响头的形状，导致左右不对称，可经常给宝宝变换睡觉的姿势，防止宝宝睡偏了头。宝宝出生后，头颅都是正常对称的，但由于婴儿时期骨质密度低，骨骼发育又快，所以在发育过程中极易受外界条件的影响，如果孩子的头总侧向一边，受压一侧的枕骨就变得扁平，出现头颅不对称的现象。另外，宝宝睡觉时容易习惯于面向妈妈，在喂奶时也把头转向妈妈一侧。为了不影响孩子颅骨发育，妈妈应该经常和孩子调换位置，这样，宝宝就不会总是把头转向固定的一侧。如果宝宝已经睡偏了头，家长应用上述方法进行纠正。宝宝超过1岁半后骨骼发育的自我调整会很困难，偏头不易纠正，影响孩子的外观美。

给宝宝清洗私处有讲究

给男宝宝清洗私处的时候要翻起包皮，清除包皮下的尿酸盐结晶；女宝宝则要注意清洗顺序，要从前往后、从上往下洗，否则肛门附近的细菌会引起阴部感染。

防止踢被子的小妙招

宝宝的腿变得越来越有力，开始喜欢踢被子，常常是妈妈刚给盖上，他立刻给踢掉了。妈妈可以给宝宝穿双袜子，盖被子时露出宝宝的脚，这样调皮的小家伙就踢不掉啦。

关注宝宝的心情

现在宝宝对妈妈的依恋日渐加深，看到妈妈会很开心，有的宝宝会哭闹着要妈妈抱，妈妈要注意宝宝的小情绪，不要只是一味地给宝宝吃哦。

不是越胖越好

如果你的宝宝体重增长每天超过45克或每周超过300克，那就要控制一下食量，让宝宝减减肥了，以免为宝宝以后埋下健康隐患。

潜能开发

手部的精细动作对宝宝的智能发展很重要，虽然宝宝还不会主动抓东西，此时妈妈可以把玩具放进宝宝的手里，让宝宝自己拿。

这个时候可以带宝宝出门走走，开开眼界了，但是一定要选择个好天气哦！

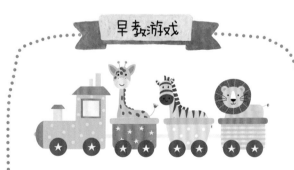

早教游戏

俯卧抬头

宝宝60天时下巴离床3～5厘米，训练颈部肌肉，使之能支撑头部抬起的重量。锻炼颈肌，以支撑头部重量。头抬高并用肘部支撑，把前胸抬起，为以后匍行及爬行做准备。

宝宝 2 个月 2 周

宝宝的肌肉逐渐在发育。他能够更好地控制手臂动作，会做脚踏车的动作来移动四肢。这个时期的宝宝已经具备了高度感，如果你突然放低他，他会吓一大跳。现在，你可能会听到宝宝发出各种不同的声音，尖叫、咕噜、咯咯笑声。宝宝情绪越好，发音越多哦！宝宝的嗅觉在这个月也有了很大的进步，会有意回避难闻的气味。

宝宝成长与发育

可能会出现缓慢增长的情况

进入成长的第 3 个月，有的宝宝会出现增长缓慢的情况。这样的宝宝大多胃口小，吃奶费劲，总是被妈妈强迫着吃奶，但精神不错，睡眠也可以。有的宝宝胃口非常好，喜欢大口大口地吃奶，不过吐奶的情况比较严重。还有的宝宝吃奶好，精神也好，非常爱活动，给妈妈的印象是整天不闲着，精力旺盛，由于体力消耗大，因此也会出现增长缓慢的情况。

宝宝会"摇滚"了

你的宝宝正在学习"摇滚"，不过，现在可能还只有"滚"的本事。在这个阶段，有些宝宝可能已经会从侧卧翻到仰卧，再从仰卧翻到侧卧，也就是翻半个身。但要完整地翻过身来，还要等 1 个月左右才会做，因为宝宝需要更强壮的颈部和手臂肌肉才能完成这个动作。

睡眠习惯养成

如果你的宝宝一晚上能睡 5 ~ 6 小时，那就该恭喜你，你已经很幸运了。这么大的宝宝大多数半夜里还是会醒来的。不过比起以前，他睡一觉的时间要长一些，而清醒的时间也会相对多一些，不会再像小时候那样频繁地睡了又醒。在一天 24 小时中，你的宝宝很可能会睡上 2 ~ 4 个长觉，醒着的时间可能会达到 10 小时。

宝宝成长发育指标

体重
男婴 4.3 ~ 7.1 千克
女婴 3.9 ~ 6.6 千克

身长
男婴 54.4 ~ 62.4 厘米
女婴 53.0 ~ 61.1 厘米

生理发展
+ 俯卧时会短时间将头胸抬起。会同时移动双臂或双腿。被抱起时宝宝会将自己的身体紧缩起来。

心智发展
+ 用手探索自己的脸、眼睛和嘴巴。

感官发展
+ 抓取反射消失。会将手握在一起。眼睛和头会追随缓慢移动的物品。

社会发展
+ 会以咯咯声和咕噜声来回应。哭泣减少。

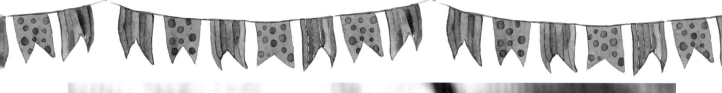

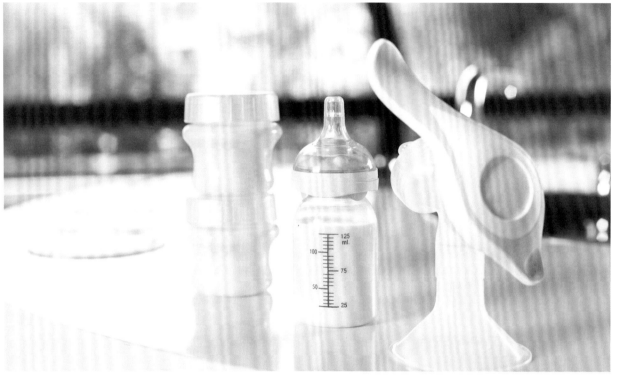

母乳喂养

部分上班族妈妈再过 2 周左右产假就要结束了，你要在上班前 1～2 周就做一些准备，以给宝宝和自己一个适应期。上班后，你可以在早晨上班前喂完宝宝后，再挤出一些奶保存在奶瓶里，供宝宝白天饮用。同时带一个吸奶器到公司，每 3 小时挤一次奶，并将挤出的奶存放在消过毒的杯子中，加盖放冰箱中冷冻保存，下班后带回家存入冰箱，给宝宝第二天吃。用挤出的母乳喂宝宝时，可以在杯外用热水复温后喂宝宝，剩余的一定要倒掉。只要妈妈有信心，掌握适当的方法，事业与母乳喂养是可以兼顾的。

人工喂养

3 个月以后的婴儿不接受橡胶奶嘴或配方奶粉的

喂养要点

情况比较多见，对于即将重返职场的妈妈来说，为了避免宝宝不吃奶瓶，不喝配方奶粉，提前锻炼宝宝吸橡胶奶嘴还是有必要的。如果母乳不足，可用奶瓶喝一点水或果汁，也可偶尔给宝宝喝一点配方奶。让宝宝熟悉配方奶的味道。一半母乳一半配方奶是不可取的，要整顿整顿地加，不要补零。

宝宝护理

口水泛滥

这一时期，有的妈妈会发现宝宝开始流口水了，其实当宝宝还在子宫里的时候，他的唾液腺就开始工作了。刚出生的宝宝，由于中枢神经系统和唾液腺的功能尚未发育成熟，因此唾液很少。至 3 个月时唾液分泌渐增，而个别婴儿分泌能力较强，就会流口水。

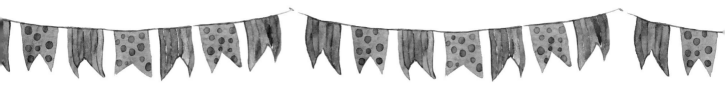

流口水并不代表要长牙

不要觉得流口水了就是宝宝要长牙了，一般情况下，至少要再过2周，宝宝才会出牙。大多数宝宝在4～7个月时会长出第一颗乳牙。如果你的宝宝长牙早的话，可能在他3个月大的时候，就能看到他第一个白色的牙冠了，通常会是下门牙中的一颗。不过也有特例，极少数的宝宝出生时第一颗牙就已经长出来了。

戴上围嘴

很多父母从现在开始总让宝宝戴着一个围嘴，来接住宝宝流出来的口水。不过在宝宝睡觉时一定把围嘴解下来，避免上演宝宝被勒到脖子引起窒息的悲剧。

特别关注

视力大飞跃

宝宝已经可以按物体调整视焦距，可以分辨多种颜色，最喜欢的颜色是红色，妈妈可以多给宝宝准备红色、黄色、绿色、橙色、蓝色的玩具和物品，多锻炼宝宝看的能力。

多带宝宝去户外活动

进行户外活动在接受日光浴的同时，也能锻炼一下宝宝的交际能力。不过，注意不要带宝宝沿马路走哦，避免汽车尾气给宝宝带来的污染。

注意宝宝的安全

宝宝的活动能力日渐增强，所以在给他换尿布的时候手不要离开他，以免他从高处滚落下来；千万不要在无人照看的情况下把宝宝单独放在床上或者其他高台面上。

潜能开发

多给宝宝一些可以看到和能够抓到的玩具。

拿一个玩具逗引宝宝，看他会不会伸手去够。

如果小床上挂了音乐转铃或其他的玩具，注意要挂得高一些，否则宝宝很容易拽下来。

给宝宝洗澡时他可能开始不听话了，妈妈要耐心地告诉宝宝正在洗的是哪里，坚持这样说，宝宝会逐渐地认识自己的身体。

宝宝渐渐对人的脸有了较高的识别能力，在喂奶的时候，宝宝会很喜欢看着妈妈的脸，对于人工喂养的宝宝更应该注意这样的对视交流。

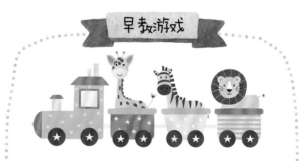

早教游戏

打开紧握的手

在宝宝的肘部和手背轻轻按摩，以温柔的触感刺激宝宝的触觉神经，让宝宝放松肌肉，握紧的拳头就会慢慢放开。

我会看东西

在宝宝眼前25～30厘米处摇晃有声响效果的玩具，并告诉宝宝这里有好玩的东西，吸引宝宝的目光，并带动他做出伸手的动作。

宝宝 2 个月 3 周

现在宝宝看上去越来越漂亮了，皮肤细腻、有光泽、弹性好，脸部皮肤变得很干净。宝宝的眼睛变得有神，能够有目的地看东西。宝宝现在会辨认熟悉的人和声音。宝宝笑的时候更多了，有时会发出啊、哦、喔的声音，如果宝宝情绪好，会更有兴趣练习发音，不要小看了宝宝发出的咿咿呀呀的声音，这可是语言学习的开始。

宝宝成长与发育

动作更加流畅

虽然宝宝还算不上是个舞蹈家，但动作变得更协调了。他趴着的时候，会蹬腿向前挪，这是他尝试自己活动的第一步，因此要给宝宝足够的空间去伸展和活动他的小胳膊、小腿。可以在地板上铺个毯子，让他自由地活动，这些活动有助于让宝宝正在发育的肌肉变得更强壮。

显露音乐方面的天赋

宝宝现在喜欢听欢快、动听的音乐，这些音乐会让宝宝乐不可支，还对大脑发育有好处。但强烈的有刺激性的声音会令宝宝感到不安，妈妈要注意让宝宝远离这样"不和谐"的声音。当听到陌生的声音时，宝宝会努力寻找声源，真是一个爱探索的小家伙。

喜欢交朋友

现在小宝宝很愿意与其他宝宝以及大人交朋友，当宝宝看到有人走进房间时，他会露出微笑；当有人伸出双臂想要抱他时，他也会张开双臂。这是一段难得的时光，你应该趁现在让宝宝认识更多的家庭成员，特别是以后要来照顾他的人，让他们和宝宝一起玩，混个"脸熟"。

宝宝成长发育指标

体重
男婴 4.3 ~ 7.1 千克
女婴 3.9 ~ 6.6 千克

身长
男婴 54.4 ~ 62.4 厘米
女婴 53.0 ~ 61.1 厘米

生理发展
+ 趴着时会用手肘撑着。
+ 喜欢在大人的腿上跳跃。

心智发展
+ 开始出现短暂记忆。
+ 会注视手。

感官发展
+ 扭转头颈以寻找声源。
+ 会握住并挥动玩具。

社会发展
+ 对父母的出现做出不同反应。

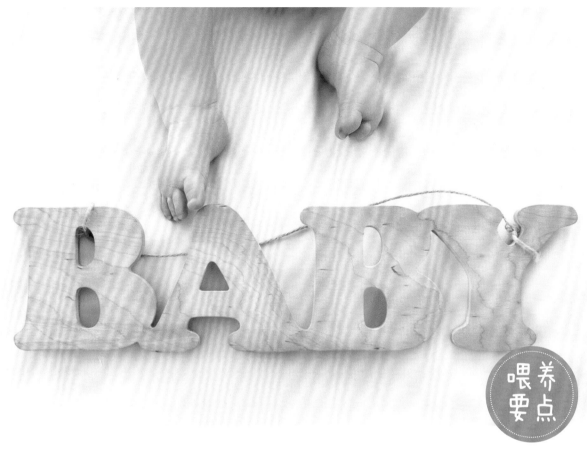

母乳喂养

坚持按需哺乳的原则，只要宝宝想吃就可以喂。不过为了自己不那么辛苦，妈妈可以一点点地帮助宝宝养成规律的吃奶习惯。尤其是起床和睡觉的时间固定后，养成规律的吃奶习惯就会是自然而然的一件事。规律的生活和哺乳对妈妈和宝宝都有好处。

人工喂养

有的宝宝一开始很爱喝配方奶，突然有一天就不喜欢喝了。妈妈不要着急，应该注意做到以下几点：先尝试换奶粉，不行就将奶嘴换一换，不要强行将奶嘴塞入宝宝嘴中，这只会使宝宝更加厌奶。如果混合喂养的宝宝突然变得只肯吃母乳，不肯喝配方奶，那就让他只喝母乳好了，妈妈多休息、加强营养，母乳会适应宝宝的要求。

宝宝护理

养成按时睡觉的好习惯

不管你是希望宝宝从小就独自睡小床，还是在接下来的几年里和你们一块儿睡，一套舒缓有规律、宝宝喜欢的睡前程序会帮助他安静入睡，得到充分的休息。给宝宝养成良好的就寝习惯永远都不要嫌太早！

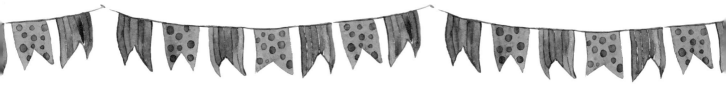

制订睡前程序

制订一套适合小宝贝的睡前程序吧！可以包括：抱着宝宝摇一摇、唱首歌、洗个澡、讲个故事；给宝宝一个临睡前可以依偎的小东西，比如一张柔软的毯子或者一个毛绒玩具；抱着宝宝带他到各个房间转一圈，对每间屋子说晚安，或者跟其他有意义的东西说晚安。不要小看这套程序，它会让你日后的生活轻松不少，这套睡前程序应随着宝宝的长大而做出相应调整。

特别关注

尝试了解自己的小手

宝宝现在对自己的小手非常感兴趣，喜欢把手放在胸前端详。如果往宝宝手心里放东西，能够握住，虽然很快会掉下来，妈妈也要多多给宝宝进行锻炼。

啃拇指也是能力进步

以前宝宝吸吮的是小拳头，现在宝宝可能已经改成吸吮拇指了，这是宝宝控制力的一个进步，妈妈不要阻止，但要注意保持宝宝手部清洁。

如何训练宝宝翻身

宝宝现在已经开始尝试翻身，上半身和手臂都能翻过去，妈妈如果帮忙推一下宝宝臀部，或者帮宝宝翻一下大腿，宝宝就可以成功翻身啦。当宝宝自己从仰卧位变成俯卧位时，妈妈应该在旁边看护，防止堵塞口鼻，影响呼吸。

宝宝的安全永远是第一位

爸爸妈妈一定要注意，现在宝宝的活动能力越来越强，千万不要留宝宝单独在房间，不要在宝宝身边放危险物品，如塑料袋、硬物等，以免出现意外。

潜能开发

给宝宝准备一些颜色鲜艳、可以发出声音的玩具。

每天把宝宝抱到镜子前，让他经常看看镜子中的自己。

当宝宝烦躁不安时，为他播放舒缓轻盈的音乐可以缓解宝宝的情绪。

多跟宝宝说话，本周可以准备婴儿大挂图，虽然宝宝还不理解，但家长可以自编故事，引导宝宝去看着挂图，丰富知识、培养宝宝的好奇心。

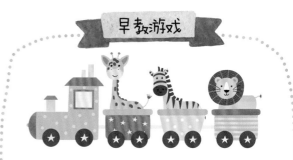

宝宝坐轮船

在宝宝精神状态好且空腹时，妈妈平躺在床上，将宝宝两臂屈曲于胸前方，舒服地俯卧在妈妈的腹部。妈妈慢慢进行深呼吸，使腹部稍有起伏，并说："宝宝坐轮船喽！"让宝宝感受到妈妈身体的缓慢运动。同时，妈妈用手指轻触宝宝后背，让宝宝进一步与妈妈的身体接触。这个游戏可以发展宝宝的触觉和平衡能力，也可以帮宝宝和妈妈建立良好的依恋关系。

宝宝2个月4周

宝宝即将满3个月了，他的大动作、精细动作和过去相比都有了很大的提高。现在也是宝宝脑细胞增长的第二个高峰，爸爸妈妈要充分利用这个早教的好时机。宝宝会经常用一只手抓住另一只手，他想要去碰任何他够得着的东西。假如宝宝抓在手上的东西掉了，他会去寻找。宝宝的视力逐渐敏锐，他能够看到更多的物体细节，并且能够用眼睛很好地追踪物品移动的方向。

宝宝成长与发育

爱把小手当"玩具"

宝宝在不久前开始留意到他的一双小手，现在他对自己的小手非常感兴趣。你可以留心观察一下，宝宝会经常仔细研究他的小手，把手伸到嘴里，还会试着喂一喂。如果宝宝对他新发现的手指头有点儿"上瘾"，你也不用担心，这是宝宝在自我安慰，它会让宝宝感到非常安心，还能帮助宝宝的大脑发育。

稳稳地竖起头

这个时期的宝宝基本上都可以稳稳地将头竖起来了。当他趴着的时候，你可能会看到他把头和胸抬起来大概成45°，像在做上身俯卧撑。你可以坐在宝宝的面前，晃动一个玩具来鼓励他抬头。

宝宝成长发育指标

体重
男婴 4.3～7.1 千克
女婴 3.9～6.6 千克

身长
男婴 54.4～62.4 厘米
女婴 53.0～61.1 厘米

生理发展
+ 面部表情更加丰富。发声增加。

心智发展
+ 会分辨自己和别人的镜中影像。

感官发展
+ 双手通常是张开的。喜欢舔东西。连续注视手可能长达 5～10 秒。

社会发展
+ 开始辨认并区分家庭中的成员。

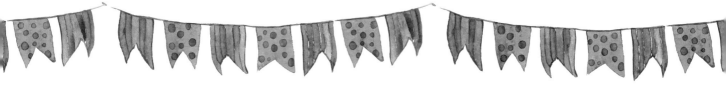

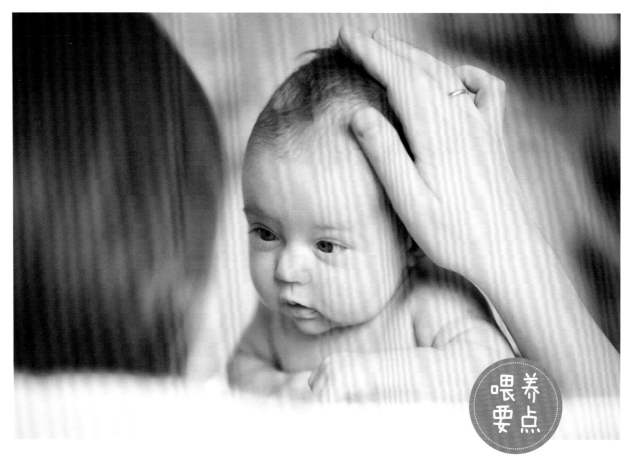

喂养要点

度过"暂时性哺乳期危机"

　　"暂时性哺乳期危机"是一种很常见的哺乳现象，主要表现为本来母乳充足的妈妈突然发现自己的乳汁分泌减少，乳房没有胀奶的感觉，喂奶半小时左右宝宝又哭闹着要吃奶，并且体重增加不明显等一系列症状。这种情况主要是由于孩子发育迅速、母乳需要量增大；妈妈疲劳和紧张导致喂奶次数减少；乳房被吮吸不够等原因引起的。妈妈只要保证充足睡眠；尽量放松心情，减少紧张和焦虑；适当增加哺乳次数，每次每侧乳房至少让孩子吮吸 10 分钟，危机就会被化解了。

宝宝护理

防止意外摔伤

　　这个月的宝宝由于还不会爬，翻身也不是很利索，妈妈不太担心宝宝会从床上摔下来，当宝宝睡着后会抽空干些家务，保姆也会偷闲休息一会儿。可是，不知道哪一天，宝宝会翻身了，而且翻得很快，或在睡眠中踢被子，身体会移动到床边，稍微一翻身，就可能会掉下去。

　　如果知道了宝宝会翻身或会爬，家人会格外小心的，反而不容易发生这样的意外，所以这个月是最容

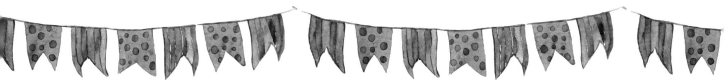

易发生这种意外的，父母一定要加以注意。如果是保姆看管宝宝，一定要再三嘱咐，千万不要远离宝宝，时刻警惕宝宝会翻到床下去。

特别关注

不要随便给宝宝用消化药

宝宝从出生到现在，消化系统的发育还没完善，尤其是肠道正常菌群还没完全建立，爸爸妈妈又特别喜欢让宝宝多吃，所以，宝宝常常会出现一些消化不良的症状，这个时候请给宝宝自行调整的时间，不要轻易使用消化药，干扰宝宝自身菌群平衡。

小心玩具伤害宝宝

爸爸妈妈给宝宝准备的玩具不要太硬，因为宝宝现在的控制力不好，拿玩具的时候经常会打到头。

注意宝宝物品的清洁消毒

宝宝能掌到的一切物品都要注意清洁，因为宝宝现在是靠嘴巴来认识世界的，所有能抓到的东西都会放到嘴里尝一尝，要小心脏东西引发疾病。

宝宝侧卧会引发窒息

宝宝还不能保持侧卧位，宝宝侧卧时家长不能离开，要防止宝宝变俯卧时被子等物品堵住口鼻引起窒息。

潜能开发

现在，宝宝有了社交欲望，要多带宝宝看看他的小伙伴。

让宝宝自己安静地玩玩具，在他没有察觉的时候弄出一些响声，观察宝宝是否会寻找声源。

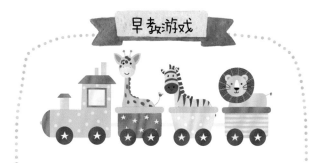

用肘卧撑

宝宝俯卧，将可移动的镜子摆在宝宝头侧，宝宝喜欢看镜中的自己，会努力把上身撑起。妈妈帮助宝宝把一侧肘部放好，宝宝会主动把另一侧也放好，使整个胸部都撑起来，扩大视野，而且宝宝会伸一只胳膊去取身旁的玩具。这同样是锻炼颈部、上肢和胸部肌肉，同时扩大视野，使宝宝能看到过去看不见的事物。

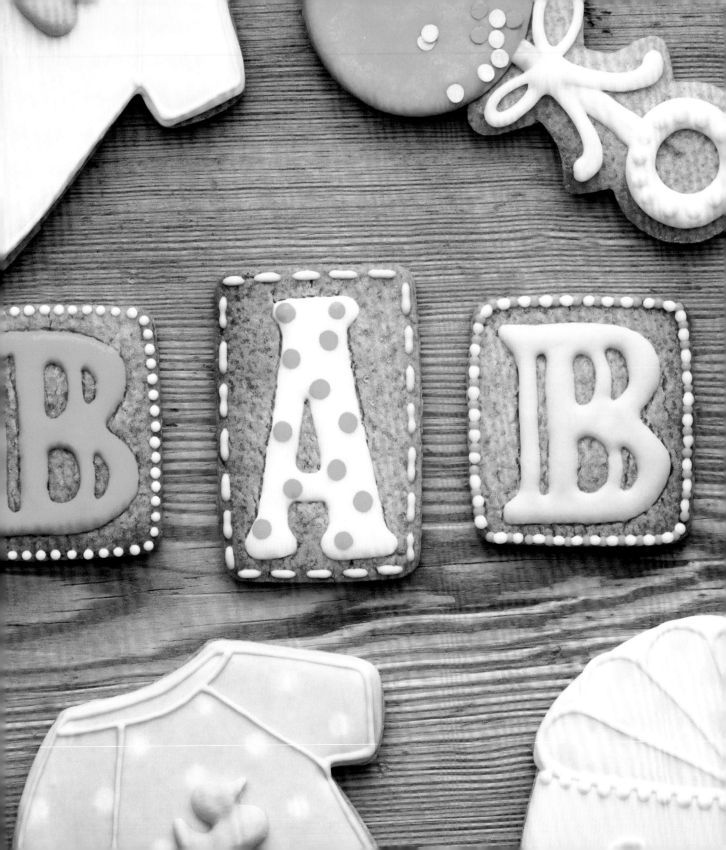

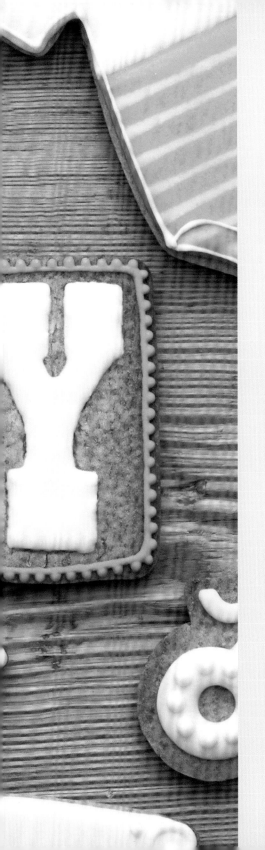

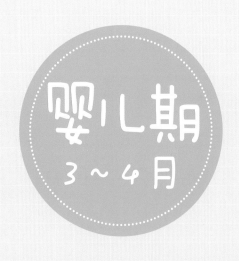

婴儿期
3～4月

　　100天以后的宝宝到了非常招人喜爱的月龄。脖子挺得直直的，因为头比较大，宝宝的头会微微摇晃，看起来就像个会活动的大娃娃。竖着抱宝宝时，他的腰已经能够挺起来了。宝宝的运动能力发展迅速，有时你会感到宝宝像个小运动员，醒来以后他总是在不停地动。坠床是这个月孩子特别容易发生的意外，爸爸妈妈们一定要小心，防止意外发生！

宝宝 3 个月 1 周

宝宝在出生后的最初4个月中，大脑发育是一生最快速的时期。有的宝宝开始流口水，这是由于唾液分泌开始旺盛，也有的是因为宝宝要出牙了。此时，宝宝更善于寻找声音的来源了，他可以非常灵活地将头转向任何一边。他能够发出的声音也更多了，咕咕声、尖叫声、呜咽声，你跟他说话时，他会试图用不同的声音回应你。

宝宝成长与发育

能力进步啦

宝宝大脑控制手眼协调和识别物体的部分功能正在迅速发育。宝宝视力不断进步，现在能看到直径0.3厘米的红色小丸。

他的小手现在大部分时间都是张开的，并且出现了真正的抓握动作，小手能击中吊起的小玩具，会主动抓桌上静止的玩具。

宝宝喜欢同大人玩布巾蒙脸的藏猫猫游戏，与人交往的能力增强。

宝宝认识你了

现在宝宝仍然会对陌生人微笑，尤其是当人们直接用眼睛与小家伙进行交流，并发出声音跟他逗乐和交谈的时候。不过现在他开始分辨谁是谁了，他肯定会更喜欢自己的爸爸妈妈以及他中意的少数几个人。当宝宝安静的时候，他会用眼神来与你交流，或者在房间里四处寻找你。当他找到你时，会兴奋地舞动小胳膊，露出开心的笑容，或者试着回应你的话，你的气味也能让他觉得有安全舒适感。

早期语言发育

多与宝宝进行语言互动吧，这很重要，让你的宝宝接触各种各样的词汇，为他打下坚实的语言基础。

宝宝成长发育指标

体重	身长
男婴 5.0～8.0 千克	**男婴** 57.3～65.5 厘米
女婴 4.5～7.5 千克	**女婴** 55.6～64 厘米

生理发展
+ 颈部张力反射消失。
+ 常把手指放在嘴里吸吮。

感官发展
+ 会握紧拳头或拍打物品。小手大部分时间都是张开的。

心智发展
+ 心情愉快时，手腿做较大幅度的舞动。

社会发展
+ 当熟悉的人靠近时会引起宝宝的注意。

不要过早给宝宝添加辅食

有的妈妈从这时开始给宝宝添加辅食了，这是不正确的，辅食的添加不要早于 4 个月，而且要看宝宝自身的发育情况。这时宝宝的喂养应该仍以母乳为主。过早添加辅食，容易给宝宝肠功能造成负担。所以，一定不要心急。

晚一点儿开始吃固体食物，也许可以减少过敏反应的发生，并能保证宝宝获取足够的母乳。具体辅食的添加时间，还依宝宝的具体情况而定。如宝宝比较胖、早产或生病期间就要晚些时间添加，并请保健医生给出具体建议。

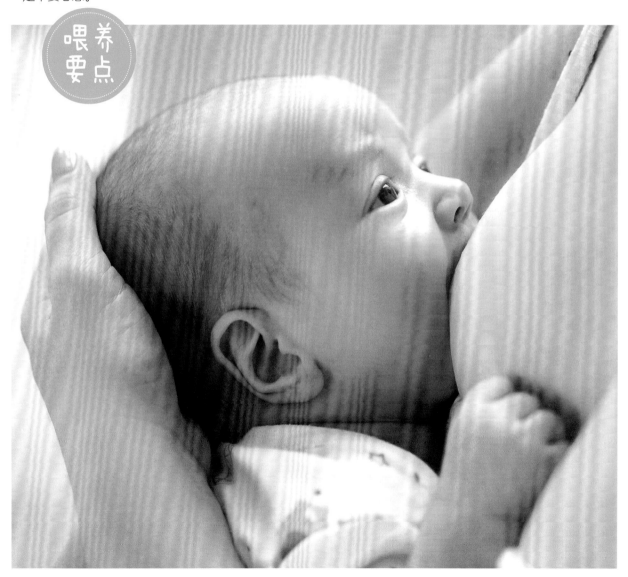

喂养
要点

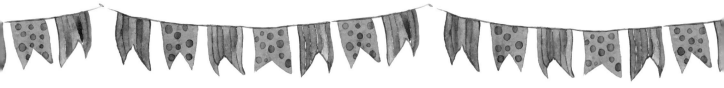

特别关注

自主运动进入预备状态

满3个月后，宝宝的惊跳反射和踏步反射逐渐消失，开始为下一步自主运动的发育做准备。妈妈需要每天不断地带宝宝接触新事物，让宝宝接受更多的良性刺激，促进宝宝的感官发育。

依然吐奶怎么办

大部分宝宝目前吐奶缓解，个别宝宝仍有吐奶现象。对于仍有吐奶的宝宝，妈妈需要多观察，哺乳完毕以后斜着多抱一会儿宝宝，刚吃完奶不要进行洗澡、训练等活动。

亲子时间不能少

宝宝现在作息比较有规律，白天觉醒时间延长，妈妈需要多跟宝宝说话、交流、玩游戏，否则宝宝会觉得无聊。

不必因吃奶打扰宝宝睡眠

白天基本4小时吃一次奶，晚上一般只需要加一次奶，要是宝宝睡得很好，整晚不醒也没关系，不用叫醒宝宝喂奶。

潜能开发

这个月婴儿的颜色视觉能力已接近成人了，对某些颜色情有独钟，如最喜欢红色，其次是黄色、绿色、橙色和蓝色。在训练婴儿的颜色辨别能力时，要以这几种颜色为首选，依次训练宝宝的色觉能力。

宝宝吃手时可不要阻止他，这是他在用自己的方式探索世界呢！

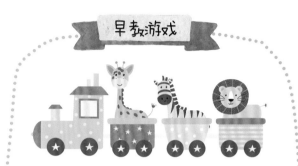

早教游戏

单肢遥控

宝宝仰卧，将一个内装铃铛的大花球吊在宝宝能看到的地方，拉一条绳子，一端系在球上，一端系在宝宝手腕上。妈妈扶着宝宝的手摇动，会牵动大花球里的铃铛作响。妈妈松手让宝宝自己玩，宝宝会舞动四肢甚至晃动身体去使铃铛作响。宝宝发现挥动手臂铃铛会响后，妈妈把绳子换到宝宝另一只手臂上，然后再轮流绑到左、右脚踝上。这是一种锻炼感觉统合和选择性专一的游戏。由看到听，再到支配全身无选择运动，感觉统合过程，锻炼大脑专门指挥选择肢体活动，有益智作用。

坐抱

妈妈用左臂托着宝宝，让宝宝靠坐在妈妈的胸前，妈妈用右手取一些玩具让宝宝双手拿着玩；或托着宝宝坐在桌前，把玩具放在桌上，让宝宝用手去取或够或推动桌上的惯性小车。这个游戏可让宝宝学习坐的姿势，为以后练习拉手坐起打基础，宝宝坐起来后可双手同时活动，为双手协作提供机会。

宝宝 3 个月 2 周

恭喜你，你的宝宝100天了！100天以后的宝宝到了非常招人喜爱的阶段，看起来就像个会活动的大娃娃。竖立抱着宝宝时，宝宝的腰已经能够挺起来了，宝宝的头会微微摇晃。随着神经骨骼肌肉的发育，宝宝的运动能力发展迅速，有时你会感到宝宝像个小运动员，宝宝的视野范围由原来的45°扩大到180°，视力也有了很大的提高，能看见8毫米大小的物体了。

宝宝成长与发育

胳膊、腿、手更加协调了

你的宝宝现在能够挥舞小胳膊、蹬蹬小腿了，还能借助毯子或枕头的支撑靠着坐，但不要让他坐太久。随着宝宝的髋关节和膝关节变得更灵活，他的蹬腿动作也更加有力了。你托住宝宝，让他双脚着地，就会感觉到他在用力地向下蹬。他还会把两只小手合在一起，把手指伸开，再握回来。你可以拿一个玩具，看他会不会伸手去拿，这些小游戏可以训练他的手眼协调能力。

知道"表达"了

现在宝宝已经能够明显地意识到他的行为可能得到的回应，比如大声哭泣后妈妈会抱等。只要宝宝感到饿了就会哭，然后妈妈就会给他喂奶。在这个过程中，宝宝了解到妈妈是可以信任的，于是很多时候，他或许只是哭几下，只要妈妈注意到他，就会马上停止哭泣。

宝宝成长发育指标

体重
男婴 5.0~8.0 千克
女婴 4.5~7.5 千克

身长
男婴 57.3~65.5 厘米
女婴 55.6~64 厘米

生理发展
+ 会将目光集中在不同距离的物品。头可以保持稳定且能短暂竖直。

心智发展
+ 心情愉快时，手腿做较大幅度的舞动。

感官发展
+ 双手可以握在一起，精细运动有所发展。

社会发展
+ 可能会比较喜欢某个玩具。听到音乐可能会安静下米。

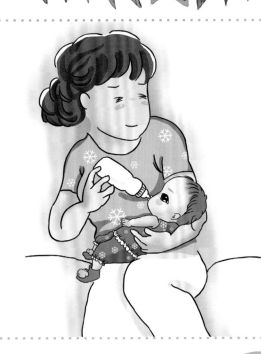

宝宝 3 个月 2 周:
适应奶瓶

白领妈妈要为重返职场做准备啦!
坚持母乳喂养的妈妈
可以从现在开始让宝宝学着适应奶瓶。

母乳能满足宝宝需要吗

也许你觉得自己的宝宝没有奶粉喂养的宝宝长得健壮,也许你正在因众多来自周围的奶粉喂养提议感到迷茫。但你要学会判断你的母乳是否满足了宝宝的生长需要。如果你的宝宝每月体重增加在 0.7 千克左右,每天小便 6 ~ 8 次或更多,并且是每次吃饱后表情陶醉并很快入睡,那么,给自己坚持母乳喂养的勇气吧。除非宝贝 1 个月的体重增长未到达 0.5 千克,又未生病,或者才吃了母乳不久,就开始无故大哭,并有找奶头的动作,这时就应注意可能是你的母乳分泌不足了。

宝宝护理

宝宝就是喜欢被抚摸的感觉,事实上,宝宝的长大离不开亲密抚摸——这是他成长发育中至关重要的一部分。

另外,这个时期的宝宝很喜欢抓握一些他可以触

喂养要点

碰到的物品,一定要注意不要在他一个人玩的时候抓到一些可以吞咽的小物品,这是非常危险的!对于宝宝来讲,却是他在展示自己能力的行为呢,对什么东西都好奇的宝宝,只要抓得到,就要拿来尝一尝!

特别关注

宝宝学会侧卧了

这个阶段宝宝的活动能力更强了,能从仰卧翻到侧卧,甚至俯卧,但不能从俯卧翻到仰卧和侧卧,所以,妈妈仍然需要小心看护,以免宝宝发生意外。

小心乳腺炎

如果妈妈乳房胀痛,要定时用吸奶器吸奶,如果吸奶器不好用,要毫不犹豫地让宝宝吸吮,因为乳汁淤积是引起乳腺炎的原因之一。

宝宝用品尽量不用消毒剂

宝宝皮肤柔嫩，消毒剂为化学品，会产生一定危害。可以用宝宝专用的洗衣液或洗衣皂洗涤。

宝宝的"罗圈腿"

小宝宝的腿由于收缩肌力量强，大多小腿有些弯曲，这属于正常的生理弯曲，宝宝到了三四岁以后，胫、腓骨延长，小腿就不会那么弯了，不必过虑。

潜能开发

出生 3 个月以后，婴儿慢慢会发出"阿、噢、哦"的元音了。婴儿心情越好，发音越多。爸爸妈妈要在婴儿情绪高涨时和宝宝交谈，让宝宝有更多的机会练习发音。让宝宝多到户外听小鸟叫，听流水声，听风刮树叶声，并不断告诉宝宝这是哪里发出的声音。给宝宝做元音发音的口型，让宝宝模仿爸爸妈妈说话。

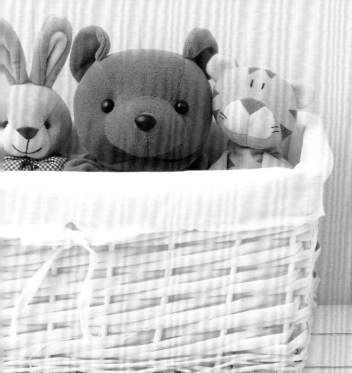

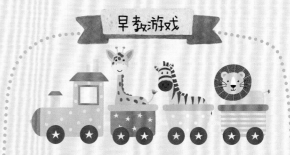

早教游戏

翻身 90°

宝宝学会侧卧后，还会从侧卧翻到俯卧或仰卧，这种翻身几乎是无意识的，是由身体重心的偏移决定的。3 个月前后，宝宝自己能做 90° 翻身，或由仰卧到侧卧。妈妈也可用玩具逗引加上适当的帮助使宝宝翻身。让宝宝把翻身的动作由无意识上升到有意识，由身体重心偏移决定变为自主决定。

元音答话

妈妈经常同宝宝说话，使宝宝经常发出元音。两三个月的宝宝喜欢说双元音，或拉长一个元音，妈妈要用夸张的口型同宝宝说话，会使宝宝也发出声音同妈妈对话。宝宝自小喜欢喊叫是语言发育良好的开始，要鼓励宝宝说话，父母一边照料宝宝一边同他讲话就会激起宝宝与人对话的兴趣，宝宝独处时也会自己发声自娱或者对着玩具说话。此时的发声是为以后早日学说话做准备。

宝宝 3 个月 3 周

这个时候的宝宝已经成为家里的小"开心果"，相比过去，宝宝哭闹的时候很少，心情愉快的时候居多，他常会发出快乐兴奋的声音并试图模仿不同的音调。你的宝宝随时在学习新的东西，当他因某样东西感到兴奋时，可能就会激烈地摆动四肢来表现他的快乐，因为还无法完全控制自己的身体，因此他的动作会显得像在抽筋似的。

宝宝成长与发育

抓玩具

现在，你的宝宝够得到的任何东西都被看作他的玩具，他正在练习抓握的技巧。所以，为宝宝准备些有趣的东西吧，如轻巧、容易抓握的摇铃，可以用两只手抓握的塑料或橡胶圈，柔软的毛绒玩具等。你的宝宝开始会更多地使用一只手了，然后，又换成另一只手，但现在还不能判断他是"左利手"还是"右利手"，这要等到他 2 ~ 3 岁时才能看得出来。

崭露语言天赋

在宝宝 １ ０ ０ 天之后，终于可以开始表达自己的快乐——宝宝可以笑出声了！如果你的宝宝正在喂手指或喝奶，当他听到你的声音时，可能会停下来。

你应当跟他"喔喔啊啊"地说说话，对着他发出不同的声音。你不仅在和宝宝建立情感联系，同时，也在鼓励他进行自我表达，等等看他会不会"回应"你。

开始懂得互动

你的宝宝开始对他周围的世界有了自己的"结论"，他用好奇的眼光观察着每样东西，甚至包括镜子里的自己。你的宝宝还意识不到镜子里的是他自己的影像，他会很喜欢盯着自己或别人的影像看，露出"灿烂无牙"的笑容。

宝宝成长发育指标

体重
男婴 5.0 ~ 8.0 千克
女婴 4.5 ~ 7.5 千克

身长
男婴 57.3 ~ 65.5 厘米
女婴 55.6 ~ 64 厘米

生理发展
+ 会朝各个方向转头。

感官发展
+ 双腿可以在空中做脚踏车的动作。

心智发展
+ 记忆长度可达 7 秒。开始发出数种不同音调的声音。

社会发展
+ 对发生在自己周围的事情有了记忆，并会根据这些事情做出反应。

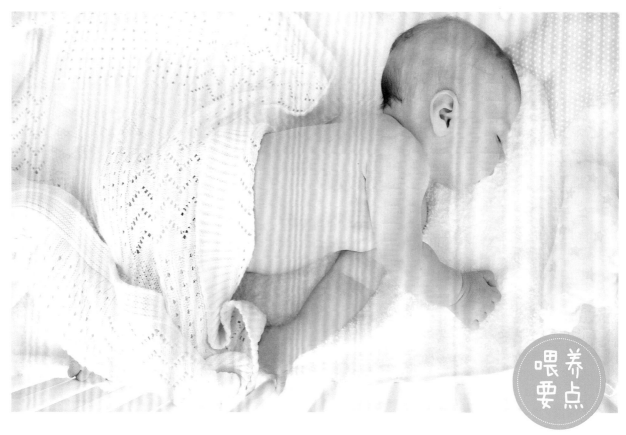

喂养
要点

夜里不用叫醒宝宝吃奶

　　母乳喂养的次数仍然没有严格的限制，但如果母乳充足的话，这个月的宝宝往往是每 4 小时吃一次，到了夜间可能仅吃一次，有的会一夜都不吃。如果夜里饿，宝宝会醒来要奶吃，因此妈妈没有必要叫醒宝宝吃奶。

正确判断宝宝是否生长缓慢

　　如果孩子在三四个月后，每次喝奶量低于 100 毫升，体重没有增加，且为期已超过 1 个月的话，就不能视为单纯的生理性厌奶了。此时，要观察孩子有否出现不正常的现象，如体重不再增加或增长缓慢、生长发育速度迟缓、生长曲线慢慢往下掉等，都要怀疑是由于营养不均衡而影响了孩子智能的发展、免疫功能的完善等。

宝宝护理

睡眠变规律

　　终于，宝宝的睡眠开始变得有规律，对你来说这真是一个好消息。许多 4 个月大的宝宝晚上能连续睡上 6 小时，不过还有一些宝宝要等到 6 个月或更大一些才能一觉睡一个通宵，所以也不要期望太高。宝宝睡觉的时候注意给他创造一个安静的环境。

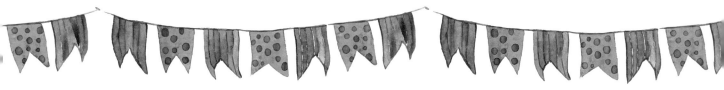

特别关注

宝宝学会张手了吗

宝宝的手不再是一直紧握了，他可以有意识地张开手，可以去尝试触摸、抓握东西，不过，他暂时还不能准确地抓住。如果宝宝现在还不会张手的话，爸爸妈妈要带他去看医生了。

小小社交家的"礼服"问题

现在宝宝可以经常被抱出去晒晒太阳，尝试社交了。提醒妈妈选购宝宝衣服的时候还是尽量选用纯棉材质、柔软的面料。不要为了好看，让宝宝受苦。

不要养成抱着入睡的习惯

如果经常抱着孩子睡觉，孩子睡得不深，醒后常常不精神；抱着孩子睡觉，他的身体不舒张，身体各个部位的活动尤其是四肢的活动要受到限制，不灵活、不自由，全身肌肉得不到休息；抱着睡觉也不利于孩子呼出二氧化碳和吸进新鲜空气，影响新陈代谢；同时，还不利于孩子养成独立生活的习惯。总之，经常抱着孩子睡觉对孩子而言是弊大于利。

潜能开发

宝宝喜欢听到欢快、明朗的音乐。在宝宝情绪好的时候，让宝宝听一会儿音乐。

跟宝宝面对面地交流，回应宝宝咿咿呀呀的"说话"。

噪声会妨碍宝宝的发育和健康成长，因此应尽量让宝宝避免各种噪声。

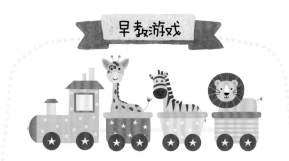

见人就笑

常抱宝宝到公园或人们休息散步的地方，妈妈同周围的人打招呼，也让宝宝接触陌生人。人们喜欢孩子会逗宝宝，宝宝也会报以微笑。这是孩子社会化训练的第一步：学会用笑同人打招呼。而从来不见陌生人的孩子见人就躲开，或者不敢正面看人，逐渐养成害羞的性格。要让宝宝多和人接触，养成大方开朗的良好性格。

识别爸爸

爸爸要主动同宝宝玩耍，宝宝会感到父母是不同的，爸爸的胡须、气味、声音以及强健有力都与妈妈不同，多数宝宝都喜欢让爸爸抱，把自己举得高高的，经历一些惊险但感觉更加有趣。尤其是男婴，更喜欢惊险刺激，喜欢爸爸豪爽的笑。宝宝开始觉察辨别两个不同的人，一种是妈妈，一种是爸爸，都很爱自己。让宝宝体会家庭的温暖，这种家庭观念会影响终生。

宝宝 3 个月 4 周

宝宝开始出现一系列情绪，包括喜悦与不高兴、满足与不满。宝宝表达情绪的方式更加清晰了，他会用打哈欠、揉眼睛拒绝和你玩或显得焦躁不安来让你知道他有些累了。宝宝比较喜欢看近的东西，他可将焦点定在不同距离上。宝宝不再像过去一样"黏人"，如果有喜欢的玩具，他可以自己玩上一小会了。

宝宝成长与发育

掌握新本领：翻身

宝宝趴着的时候，能够用小胳膊撑着，把头和肩膀高高地抬起来。宝宝甚至可能会从仰面躺着翻到趴着，或者从趴着翻到躺着，让你和他自己都大吃一惊。如果宝宝翻过身来了，别忘了拍拍手，冲他笑一笑，给他一些鼓励。他需要你的认可和肯定，因为对他来说，这个新动作可能有些吓人。

开始学会思考

宝宝现在已经开始有意识地观察东西了，对不同的物品会表现出自己的喜好或者厌恶。观察力是宝宝智力形成最基本的因素，所以爸爸妈妈此时可以有意识地培养宝宝的观察力，多和宝宝玩一些小游戏，锻炼宝宝对事物的感知，也能培养亲子感情。

开始"挑"人了

当宝宝在人群中或与不熟悉的人在一起时，他可能需要一段时间来适应。在宝宝与陌生人相处或把他交给保姆照顾时，要给他一段时间来过渡一下。当宝宝在你的怀抱里感到很安全时，他可能很有兴趣与其他人交流，特别是那些吵闹的小孩，因为他们更加活泼，对宝宝来说更有趣。而且，小孩子的个头比较小，宝宝不会觉得他们有威胁感。

宝宝成长发育指标

体重	身长
男婴 5.0～8.0 千克	**男婴** 57.3～65.5 厘米
女婴 4.5～7.5 千克	**女婴** 55.6～64 厘米

生理发展

+ 宝宝能够用胳膊撑着，把头和肩膀抬起来。扶住宝宝腋下能站立片刻。

心智发展

+ 开始对大人们吃的食物表现出兴趣。

感官发展

+ 会把玩具从一只手换到另一只手上。

社会发展

+ 表达情绪的方式更加复杂。被搔痒时会发笑。

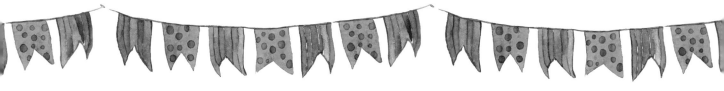

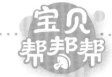

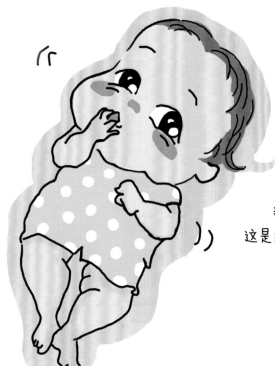

宝宝3个月4周：
吮吸小拳头

这个月宝宝不但会吮吸小拳头，
还开始吸吮拇指、啃小手、啃玩具。
这是现阶段婴儿发育过程中出现的正常表现，
并非不良习惯，
没吃饱或感到孤独，
所以不必加以限制。

奶瓶宝宝的厌奶期

人工喂养或混合喂养的宝宝，一直都很喜欢喝配方奶，但到这个月，可能在某一天宝宝突然厌食配方奶了，请不要惊慌，先观察一下宝宝是不是哪里不舒服，排除病理性厌奶可能。很多宝宝在 4～6 个月会遇到一个所谓的"生理性厌奶期"，是宝宝的肝脏和肾脏太累了，要歇歇了，过一段时间宝宝会再度喜欢喝配方奶的。只要每天能喝 100～200 毫升配方奶，就不用担心宝宝会饿坏。

喂养要点

在厌食配方奶的时候，给宝宝一些其他食物，特别是易于消化的爽口食物，尤其是果汁，宝宝会喜欢吃。你可以看看是不是奶瓶嘴过小，可以试着用小勺子给宝宝喂奶。还可以慢慢增加他每天的活动量。

也许你担心宝宝喝奶太少会长不大，于是采用强迫的方式，但是这样反而会让宝宝对喝奶恐惧。只要宝宝身高、体重增长都在正常范围内，不要强迫他喝奶。

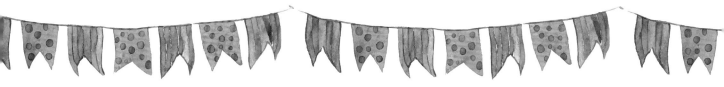

特别关注

小心宝宝咬乳头

宝宝这个阶段可能会咬妈妈的乳头了，这是宝贝萌牙之前的不适造成的，妈妈可以在哺乳前给宝宝一个奶嘴磨牙，等一会儿再哺乳。宝宝咬疼你的时候，千万不要硬拽乳头，要压住宝宝的下颌，等他张开嘴再把乳头拿出来，以免拉伤。

安全防护意识不能松懈

随着宝宝活动能力的增强，妈妈的警惕性更要提高了，尤其是洗澡的时候，抹上浴液后身体很滑，一不小心宝宝就可能掉下来，要注意安全防护。

宝宝啃手指不必干预

这个月宝宝不但会吸吮小拳头，还会吸吮拇指、啃小手、啃玩具。这是婴儿发育过程中出现的正常表现，不要认为这些行为是不良习惯而加以限制，也不要认为这是宝宝没有吃饱，或由于宝宝缺乏爸爸妈妈的关照而感到孤独。只有宝宝到了1岁以后或更大些还吸吮手指才是"吮指癖"。宝宝长大了出现"吮指癖"，和妈妈在宝宝婴儿期没有干预其吮指，没有直接的因果关系。

宝宝穿衣原则

不要给宝宝穿得过多，通常比成人少一件较合适，这样也有助于宝宝的活动。

潜能开发

这个月的婴儿还不会主动用手抓东西，妈妈可以把玩具放到宝宝手中，握住宝宝的小手，放到宝宝眼前晃动，再把玩具拿开，放在宝宝能够得着的地方，让他自己去拿，也可以握住宝宝手腕部，帮助宝宝够到玩具，这样可以训练宝宝手眼的协调能力。

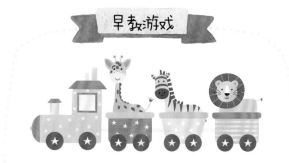

拍打吊球

把吊挂玩具改成带铃铛的小球，妈妈扶宝宝的小手去拍击小球，球会前后摇摆并发出声音，吸引宝宝不断击打它。宝宝还不会估计距离，手的动作也欠灵活，经常拍空，好不容易击中，球又跑了，再想击中就十分困难。可再用球的摇摆和铃声吸引宝宝。每次玩时改变小球悬吊的位置，以免长时间注视形成对眼。玩过后把小球收起，防止盯视。练习拍击一个活动目标，可进一步练习手眼协调，为4～5个月时抓住吊起的玩具做准备。

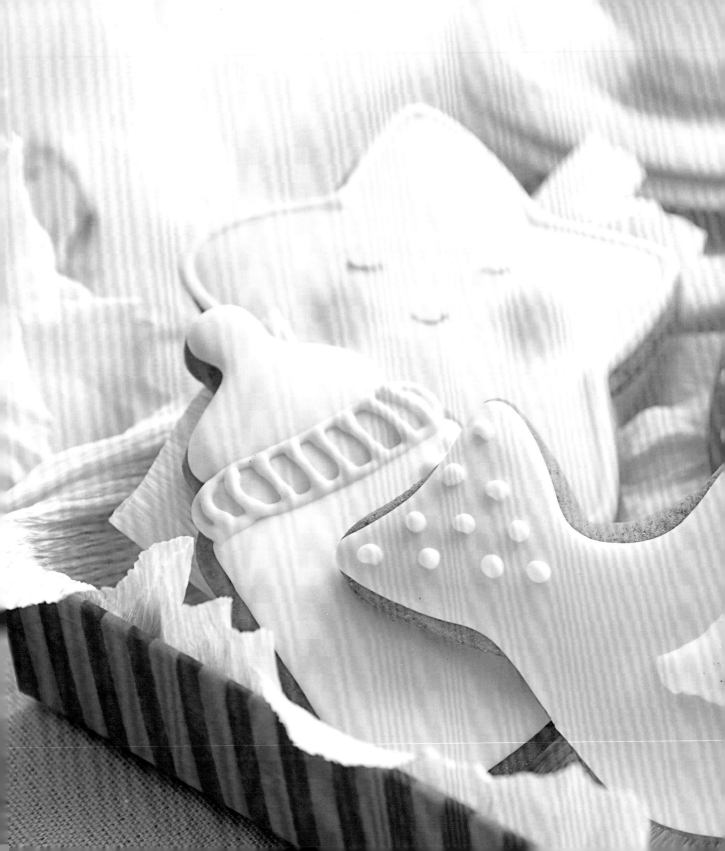

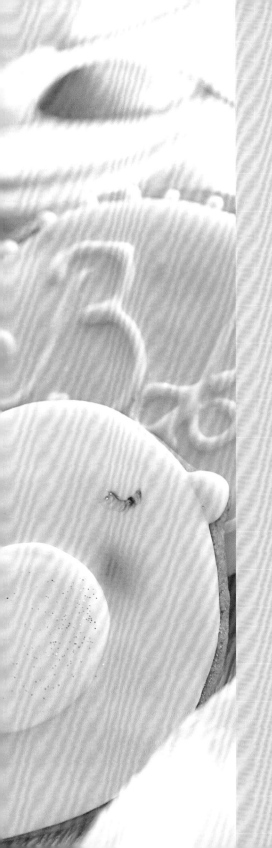

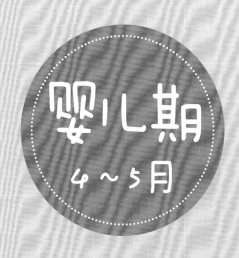

婴儿期
4～5月

　　宝宝长得越来越漂亮啦，也越来越好动了，他不再安分地躺着了，可以很熟练地从仰卧变成俯卧，也能主动用前臂撑起上身抬起头了。马上就满 5 个月的宝宝，个性会越来越明显。也许是安静型，也许是活动型，任何一种都是宝宝独有的个性。随着成长，宝宝现在的情绪已比较复杂，高兴时眉开眼笑、手舞足蹈，不高兴时会发脾气、叫喊哭闹，也能听懂你严厉或亲切的声音，会惧怕和悲伤。

宝宝4个月1周

你会发现，宝宝体重增长速度开始下降了，这是规律性的过程。4个月以前，婴儿每月体重增加900～1250克，从第4个月开始，体重每月增加450～750克。此外，宝宝头围的增长速度也开始放缓，平均每月可增加1厘米。

宝宝成长与发育

视力的变化

宝宝会长时间地盯着各种颜色的东西看，当你拿着花花绿绿、色彩鲜艳的玩具在宝宝面前晃动时，他的头也会随着玩具动来动去。一个有意思的现象，许多宝宝最先认识灯，这应该跟宝宝躺在床上抬头就能看见灯有关，也有些宝宝喜欢猫或汽车。一般来说，出生后125～135天的宝宝可以学认第一种物品。怎么检验宝宝已经认识了这个物品：每次说某物名时宝宝用眼去看，就表示宝宝认识了该物品。

开始了解语言的功能

宝宝现在能够明白母语中所有的基本发音了，从现在起到宝宝6个月，他会学着发一些音节，比如"妈一妈一""爸一爸一"，这可能是你这辈子听到最动听的声音了。不过宝宝现在还不能把"Ma""Ba"的发音与妈妈爸爸联系起来。

鼓励宝宝说话

当宝宝发出声音或尝试着说话时，你要做出回应，宝宝会知道，他说的话能引起你的反应了。这会帮助他了解语言的重要性，还会帮助他更好地了解因果关系，同时，这也是帮助他树立自信心的重要途径。

宝宝成长发育指标

体重	身长
男婴 5.0～8.0 千克	**男婴** 57.3～65.5 厘米
女婴 4.5～7.5 千克	**女婴** 55.6～64 厘米

生理发展

+ 趴着时，头抬得很高，能和肩胛成90°角。

心智发展

+ 会对自己发出的声音发生兴趣。

感官发展

+ 触觉更敏锐，会对用力不当的搂抱不满。

社会发展

+ 玩游戏时会笑。游戏被打断时可能会哭。

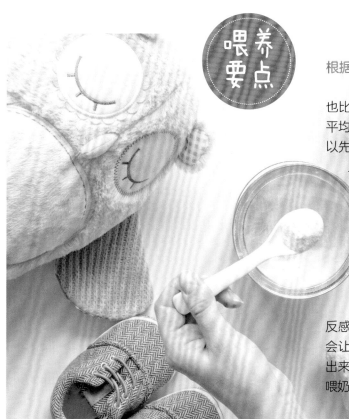

根据宝宝的情况添加配方奶

这个月的宝宝，只要母乳吃得好，妈妈的乳量也比较充足，宝宝的体重就会很正常地增长，一般平均每天增加体重 20 克。母乳逐渐不足了，这时可以先添一次配方奶，如果每天需要添加 150 毫升以上，那就添下去，如果添加的配方奶一天还不足 150 毫升，就说明母乳还能够供给宝宝所需的热量，就不必每天按时添加配方奶了。

让宝宝适应奶瓶

要让宝宝适应奶瓶，否则妈妈上班后，宝宝因为一下子无法适应奶瓶，会对奶瓶非常反感，出现哭闹、不吃奶的情形也是很常见的。这会让妈妈很焦虑，所以趁妈妈在家，可以将母乳挤出来放进奶瓶里，一天有两次尝试着用奶瓶给宝宝喂奶，让宝宝提前适应很重要。

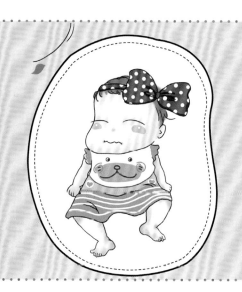

宝贝帮邦帮

宝宝4个月1周：
现阶段练习坐和站？
NO-NO!
4个月的宝宝骨骼正在发育，
过度负重容易导致骨骼变形。
所以请注意，
别让宝宝练习站立，
也不宜长时间坐着。

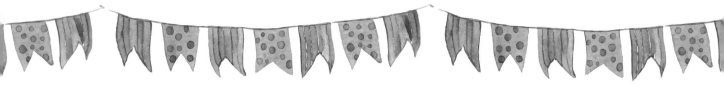

宝宝护理

宝宝的玩具要筛选

这个月宝宝会踢玩具玩了，对朋友送的玩具要进行筛选。不适宜这么大宝宝玩的玩具就不要给宝宝玩，以免造成危险。会掉色、掉零件、铁的、能够啃坏的玩具不要给宝宝玩。购买带声响的玩具，最好不带音乐的，因为大多数音乐玩具的音质都比较差，会影响宝宝的音乐感。建议给宝宝听最好的唱片、最优美动听的乐曲。这个月龄的宝宝对音乐是很敏感的，不要破坏了宝宝天生的音乐鉴赏力。

注意玩具的清洁消毒。父母不要随便拿宝宝的玩具，因为宝宝会把玩具放在嘴里，这就等于把父母的手放在嘴里了。成人的手上有很多的细菌，宝宝肠道还没有建立起正常的生态平衡，非致病菌的数目还不足，不能够抵御外界细菌的侵袭。

特别关注

不要过早练习坐和站

有些妈妈特别注意锻炼宝宝的运动能力，想让宝宝尽量多坐多站，其实这样是不好的，宝宝骨骼正在发育，过度负重容易导致骨骼变形。即使在大人的帮助下，宝宝现在也还不能坐很久。父母一定不要拔苗助长，不宜过早地训练宝宝坐站等。

宝宝的痰声不一定是病

大部分宝宝湿疹已经好了，但部分过敏性体质的宝宝仍然会有湿疹，而且呼吸道总有呼噜呼噜的痰声，这是气管分泌物增多引起的，妈妈不要以为是炎症，带宝宝到处打针吃药。

进行排便训练还为时尚早

偶尔的把尿成功不等于说"宝宝可以开始进行排便训练"了！教会 4 个月的宝宝按时排便是没有什么意义的。宝宝最早也要在 1 周岁才能告诉大人自己想小便。一般是在 1 ~ 2 周岁才开始拿掉尿布。

潜能开发

宝宝开始注意镜子中的自己，妈妈可以把宝宝抱在镜子前，告诉他哪个是宝宝，哪个是妈妈，哪个是爸爸。

可以让宝宝自己拿奶瓶喝水或吃奶，拿不住没有关系，慢慢练习，宝宝会逐渐掌握。

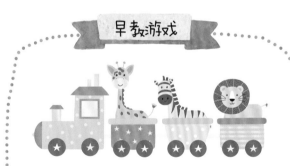

注视小物体

在洁白的餐巾纸中央放一粒红豆，宝宝会注意地看这粒小东西，看他不会动也不会叫，就伸手去拿，用手去拨弄。妈妈要注意宝宝的动作，不让宝宝抓到手中后放入口中，以免吞下。看宝宝能否注意到这粒红豆，观察其手眼协调能力是否良好，只要能拨弄就说明协调能力良好。

宝宝4个月2周

现在的宝宝越来越好动，妈妈要操心的事也越来越多。他不愿再安安分分地躺着了，他可能会很熟练地从仰卧位翻位到俯卧位，能主动用前臂支撑起上身并抬起头。如果支撑累了，宝宝自己会把头偏过去休息。他会一边听周围所有的声音，一边继续练习说话。当你和别人谈话而忽略了宝宝时，他可能会发出声音来吸引你的注意。宝宝现在的视觉已经很敏锐了，可以看到不同距离的东西，也能轻易地追踪移动的物品。

宝宝成长与发育

会独自玩耍了

现在，你的宝宝可以和自己的小手、小脚丫玩上一会儿了。你可能还会发现，突然间，卧室里变得出奇的安静，等你走进去一看，才发现原来小宝贝正在小床上和自己玩呢！他可以很安静地独自玩上15分钟左右。他很喜欢一遍又一遍地重复着同一个动作，直到他确定这个动作产生了结果。然后，他可能会稍微改变一下动作，看看结果会有什么不同。妈妈千万不要去打扰宝宝独立玩耍。这对培养宝宝的专注力很重要呢。这个时期的宝宝需要独立待一会儿。只是在安全方面注意一下就可以了。

宝宝成长发育指标

体重
男婴 5.6 ~ 8.7 千克
女婴 5.0 ~ 8.2 千克

身长
男婴 59.7 ~ 68.0 厘米
女婴 57.8 ~ 66.4 厘米

生理发展
+ 能朝不同方向稳定地平衡头。

感官发展
+ 抓握更稳。将响声玩具置于宝宝手中时会玩。

心智发展
+ 会尖叫、呼噜声及咂舌声。

社会发展
+ 会微笑及发出声音来引人注意。

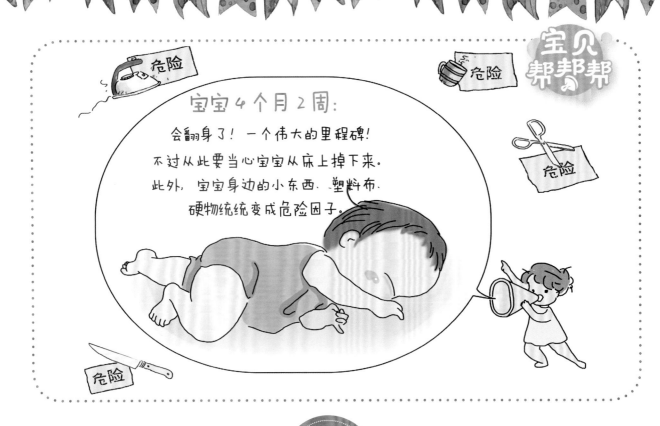

继续坚持母乳喂养

如果可能，妈妈最好继续坚持母乳喂养。有的妈妈可能担心自己的奶水不够或营养不足，其实这完全是误解。在宝宝 6 个月之前，母乳完全可以满足孩子的营养需求。只要妈妈能够树立起母乳喂养信心，合理饮食，采取正确的哺乳方法，完全可以坚持半年甚至更长时间的纯母乳喂养。在哺乳过程中，母子之间的肌肤亲密接触可以增强母子感情，还可以使妈妈及时感知宝宝的体温是否正常，及早发现某些疾病。

大部分职场妈妈现在已经休完产假回到了工作岗位上，如何继续进行母乳喂养也成了一个亟待解决的问题。有一点要切记，有奶水以后一定要吸出来，否则奶水会越来越少，宝宝的母乳就供应不上了。

喂养要点

宝宝护理

修剪指甲

小宝宝的指甲非常薄，很尖锐，而且生长速度十分惊人。你需要每周为他修剪两次指甲，以防宝宝抓破自己的脸。

宝宝衣物的清洗

在给宝宝穿衣服之前应将所有的新衣服和毛巾进行清洗并在太阳下暴晒杀菌消毒。在开始的几个月时间里，把宝宝的衣物同其他的衣物分开来洗。尽量使用婴儿专用洗涤剂或使用温和的洗衣粉并选择完整的漂洗程序。

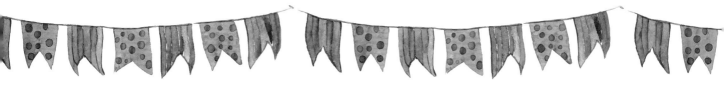

安全措施要做好

宝宝会翻身后，发生事故的机会增多了，宝宝从床上掉下来是最常见的。在宝宝的周围不要放置有危险的物品，如剪子、熨斗、暖水瓶、水果刀等坚硬的东西。婴儿会把东西放到嘴里，所以不要把能吞到嘴里的小东西放在宝宝身边，不要把塑料布放在婴儿身边，塑料布会使婴儿窒息，很危险。宝宝喜欢把抓到的东西塞到嘴巴里"品尝"，妈妈要做好玩具的清洁消毒。

特别关注

夜啼

很多宝宝夜间会出现习惯性啼哭，称为夜啼。爸爸妈妈刚想睡觉，宝宝就开始哭，抱起来摇一会儿或者喂点奶后好容易哄睡，过 2 小时又醒了哭，这样一夜之间哭好几次的宝宝是很多的。

因为肚子饿而夜啼的宝宝比较少，对于食量大的宝宝，在临睡前喂饱奶，就可以有效避免夜啼。有的宝宝是由于白天运动量不足而夜里睡不好觉，因此白天宝宝户外活动的时间一定不能少于 3 小时。另外，白天兴奋过度或者受到惊吓，宝宝夜里也可能因为做梦而大哭。此外，室内温度过高、宝宝被子太厚、蚊虫叮咬等都会引起宝宝夜啼。爸爸妈妈要针对情况及时解决。

排除以上情况还会发生夜啼，就有可能是疾病的原因，比如佝偻病，应找医生及时治疗。一般情况下，只要环境舒适、饮食适当、活动适度、身体健康，宝宝很少发生夜啼现象。

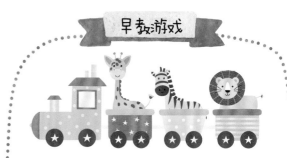

表示情感

这时的宝宝已经对母亲产生依恋和较明显的认知，会怕生，会看妈妈脸色，见人笑亦笑，见人生气会默不作声、停止游戏甚至不敢吮指，妈妈伤心时宝宝静静地趴在身边，似乎要分担忧愁。宝宝生气时除了哭外，还会把头转向一边不理人，吃奶时听到有人大声说话，就会转头闭嘴，表示"不要"。日常生活中仔细观察宝宝表达情感的方式，尽可能地使宝宝情绪稳定，减少激动和生气，否则会影响进食和生长发育。

拉坐

经过坐抱训练的宝宝较容易拉坐。未经过坐抱训练的宝宝，妈妈要用双手扶着宝宝双肩，一面喊"坐起"一边向前向上拉，宝宝会抬起上身配合坐起来。练习几次后，妈妈可用双手拉着肘部和前臂，边喊口令边扶着宝宝坐起。多练几回，最后妈妈可用食指放入宝宝掌心让其握拉坐起。拉坐不宜过早，要在宝宝颈部肌肉能支撑头部重量之后练习，让宝宝听口令协同妈妈一起使劲坐起来。如果宝宝拉坐时后仰，则不应做此练习。

宝宝 4 个月 3 周

宝宝现在仍会将抓到的每样东西塞到嘴里，进一步用他的小嘴来认识这个世界。现在宝宝腿部更加强壮了，如果妈妈双手扶着宝宝的腋下，宝宝可以站立一段时间。宝宝抓东西的欲望越来越强烈，妈妈脖子上的项链、围巾，爸爸的领带、眼镜，他都要用小手去抓一抓。

宝宝成长与发育

探索事物

宝宝此时正是对探索事物有浓厚兴趣的时候，多鼓励宝宝去体验和摆弄各种物品吧，一些看似简单的东西宝宝都会很想"研究"个究竟。大人不明白一片尿布能有多大玩头，可你的宝宝却玩得不亦乐乎。宝宝的好奇心也越来越强烈了，现在已经开始探究事物的因果关系了。你可以给他一个轻巧的摇铃，他听到摇铃发出的声音多半会露出满心欢喜的样子。这时候妈妈也可以给宝宝准备一个游戏垫，它很适合这个阶段的宝宝活动。

表达自己的喜怒哀乐

哭闹依然是宝宝主要的交流方式，但你会发现，宝宝已经渐渐有其他情绪了。当宝宝遇到让他开心的事或感到惊喜时，他会用自己的方式表达出来。比如突然看到你的脸从毯子下面露出来，或者一个小玩具从盒子里面蹦出来时，宝宝可能会开心地笑起来，当然玩这样的游戏时声音不能太大或太突然，不然宝宝感受到的不是"惊喜"而是"惊吓"了。

宝宝成长发育指标

体重
男婴 5.6 ~ 8.7 千克
女婴 5.0 ~ 8.2 千克

身长
男婴 59.7 ~ 68.0 厘米
女婴 57.8 ~ 66.4 厘米

生理发展
+ 会朝各个方向转头。

心智发展
+ 记忆长度可达 7 秒。
+ 开始发出几种不同音调的声音。

感官发展
+ 双腿可以在空中做脚踏车的动作。

社会发展
+ 对发生在自己周围的事情有了记忆，并会根据这些事情做出反应。

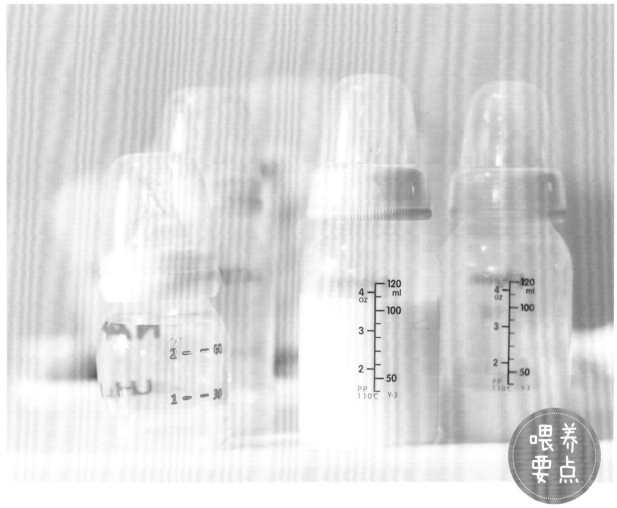

120
ml
4
oz
100
3
2
50
PP
110℃   Y-3

120
ml
4
oz
100
3
2
50
PP
110℃   Y-3

喂养
要点

母乳的储存

　　上班族妈妈如果打算继续母乳喂养就要面对挤乳
及母乳储存问题。挤出来的母乳可以用消过毒的保鲜
袋或塑胶筒储存。装母乳时注意不要装得太满，以免
冷冻保存时结冰胀破容器。最好将挤出来的母乳根据
宝宝的食量分成小份，并标注日期，然后放入冰箱。

　　母乳的储存有冷藏和冷冻两种方式。冷藏温度一
般为 0 ~ 4℃，可保存 8 天；如果冷冻保存，保存期
为 3 ~ 4 个月。

母乳加热的正确方式

　　将母乳从保鲜箱中拿出后，需要轻轻摇晃，并用
流动温水冲泡几分钟，使母乳达到室温，不要把母乳
直接放在微波炉中加热，过高的温度会破坏母乳的营
养成分。如果是融化冷冻的母乳，将母乳放在流动的
冷水中，再逐渐加入热水，一直到溶解。另外需要提
醒你一点，已经温过的母乳不可以再次冷冻了，如果
宝宝吃不完，最好丢弃。

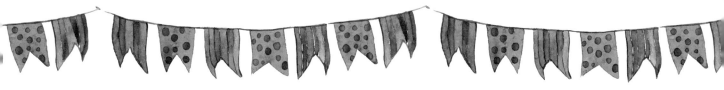

宝宝护理

晚上尿布别换太勤

　　没有什么比宝宝能香香地睡上一觉更重要的了，所以晚上没有必要把宝宝弄醒换尿布或者喂奶，如果因为换尿布而总是把宝宝弄醒，引起哭闹，这真是得不偿失。如果担心宝宝因未换尿布而发生小屁屁红肿，可以中途换一次。

怎样处理宝宝鼻腔中的鼻涕

　　用棉棒将鼻腔里的分泌物卷出来，或用几丝棉花，刺激鼻孔，引起打喷嚏将分泌物喷出；若有鼻痂，可滴 1～2 滴乳汁在鼻腔，揉揉鼻子，使鼻痂软化后将其卷出或打喷嚏排出，以保持鼻腔通畅，同时注意保持室内湿度，以免空气干燥，导致鼻痂形成造成鼻堵塞。

特别关注

让宝宝享受独立进餐的乐趣

　　这个阶段宝宝已经可以双手抱住奶瓶，可以尝试让宝宝自己喝奶或喝水了，不过还是不能走开，要防止奶瓶掉落砸到宝宝或烫到宝宝。

多跟宝宝说话

　　宝宝的发音能力进一步增强，应该尽量多跟宝宝说话，尽管宝宝现在发音还没有意义，但你的指导宝宝是能听懂的。

潜能开发

　　宝宝开始能够辨别相近的颜色了。为他准备一些色彩丰富的图书、玩具和衣服，帮助他提高色彩辨别能力。

　　宝宝进入了出牙期，可以给宝宝准备一个牙胶，让他咬一咬。

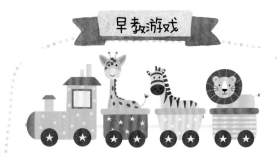

早教游戏

荡毛巾秋千

　　准备一条大毛巾，让宝宝仰卧在大毛巾内，爸爸妈妈各拉毛巾的两个角，抬起毛巾，一边摆一边喊口令"向左""向右"，让宝宝在毛巾内荡秋千，宝宝会非常高兴，也可将口令换成歌谣，随节拍摇摆。这个游戏适合 4 个月的宝宝。5 个月宝宝可能会翻身到毛巾的边缘去看个究竟，因而可能造成危险。已经学会 180°翻身的宝宝也不宜再做这个游戏了。

学坐

　　让宝宝背靠枕头、小被子等软物体坐起来，宝宝很喜欢，因为坐着比躺着看得更远。妈妈在旁照料，以防身体下滑而倒下或重心向左右两侧转移而向一边倒下。靠坐时间不宜过长，初学者 3～5 分钟即可，坐稳后也不宜超过 10 分钟。靠坐可以练习腰背部肌肉支撑身体，为独坐做准备。

宝宝4个月4周

马上就满5个月的宝宝，个性会越来越明显。也许你的宝宝是安静型的，也许是活动型的，任何一种都是宝宝独有的个性。你也许发现，随着成长，宝宝现在的情绪已比较复杂，高兴时眉开眼笑、手舞足蹈，不高兴时会发脾气、叫喊哭闹，也能听懂你严厉或亲切的声音，会惧怕和悲伤。

宝宝成长与发育

为坐起来做准备

当宝宝平躺着的时候，你可以伸出手去拉他起来，通常他会抬头挺肩地坐起来。如果你让他趴着，他会伸开胳膊，蹬着小腿，反翘起小身子。宝宝的身体发育非常快，你应该带宝宝进行良好的锻炼，增强他的颈部肌肉力量，为坐起来做准备。一旦宝宝的背部和颈部肌肉有足够的力量支持他立直上身，他弄明白了小腿怎么摆才不会翻过去时，宝宝就能像模像样地爬、站和走不远了。你要注意，宝宝在没有得到帮助就能坐稳之前，可以让他靠着沙发角坐或者坐在你的双腿上，以此来保持稳定。

丰富他的语言库

这个年龄的宝宝常常会对自己学到的新本领特别着迷，并会不断地重复这种本领好一阵子。你说话的时候，宝宝可能会很专注地观察你的嘴，并且试着模仿声调的变化，可能还会努力地发出像"m"和"b"这样的辅音。"嗒嗒嗒嗒"，宝宝正在学习发出新的音节，

丰富他的"语言库"。一遍一遍地听同一个声音可能会让你感到很烦，不过你应该试着培养自己的耐心，去面对即将到来的"挑战"。因为等宝宝再大一点儿，他就会没完没了地发出"不"和"为什么"。如果没有耐心，你可能招架不住。

宝宝成长发育指标

体重	身长
男婴 5.6 ~ 8.7 千克	**男婴** 59.7 ~ 68.0 厘米
女婴 5.0 ~ 8.2 千克	**女婴** 57.8 ~ 66.4 厘米

生理发展
+ 会摇摆、扭动身体。

心智发展
+ 会想要碰、握、翻、摇和用嘴含东西。有意地模仿声音和动作。

感官发展
+ 伸手拿东西时能对准目标。

社会发展
+ 会惧怕和悲伤。

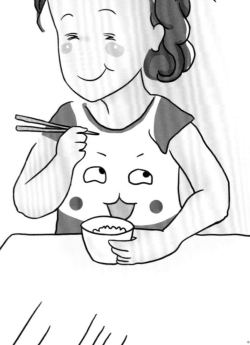

宝贝
帮帮帮

宝宝4个月4周：
对吃产生浓厚兴趣

宝宝对吃产生出浓厚兴趣，
常常边看大人吃东西，
边跟着动起小嘴来，那样子真是萌化啦！
不过，家长还是要晚些再添加辅食哦。

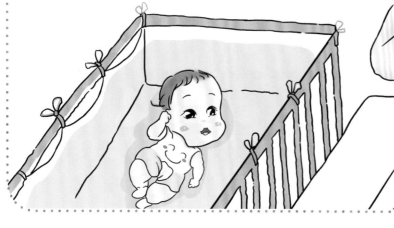

添加辅食妈妈不要急

　　这个时候的宝宝已经对吃表现出了浓厚的兴趣，妈妈会发现，看大人吃东西时，宝宝的小嘴也跟着动起来，那个样子真的是超级搞笑。不过，妈妈还是要忍住，可以再晚一些时候给宝宝添加辅食。有的妈妈看见这种情况，会觉得让宝宝尝一些食物的味道很有意思，尝一点儿也没有关系，实际上有些食物容易引起宝宝过敏，为了减少以后的麻烦，妈妈们还是要小心。

喂养要点

宝宝护理

睡前涂好鞣酸软膏

　　妈妈最好在睡前给宝宝臀部涂上鞣酸软膏，宝宝夜间尿湿也不必急于更换，这样一来可以防止臀红，二来可以更好地保障宝宝和妈妈的睡眠时间。

预防宝宝烫伤

　　爸爸妈妈在吃饭、喝水时，宝宝的小手可能突然

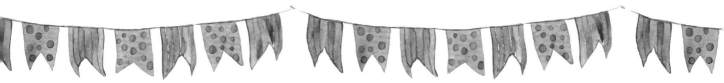

伸过来抓碗、抓杯子，很容易造成烫伤。给宝宝用热水袋时也可能会烫伤宝宝。给宝宝喂奶或喂水时，温度要合适，滴一滴到手背上试试温度，以免烫伤宝宝的食道。

特别关注

宝宝吃手不是事儿

宝宝从 2 个月开始就会出现津津有味地吃自己的小手小脚的行为。到了四五个月宝宝已经可以伸手拿东西时，他会把各种物品放到嘴里品尝。其实这种品尝行为是一种学习，宝宝可以通过嘴的感觉，分辨出各种物品的区别，进而产生对物品的认识。这是宝宝认识世界的一个良好开端，同时也促进了婴儿手眼的协调能力。因此，宝宝吃手时爸爸妈妈无须太多担心，只需注意以下几点：

+ 及时清洁宝宝的小手和他能接触到的玩具物品。
+ 为宝宝提供安全卫生的物品和玩具。如不易掉色、不要有尖角等，防止引起婴儿铅中毒或者其他伤害。尤其不要让宝宝接触到纽扣、豆子等小物品，以防孩子误将其吸入气管引起事故。
+ 为防止宝宝长大后依然有吃手的习惯，不要让宝宝睡觉的时候吃手，并要注意多与宝宝交流，防止宝宝由于缺少爱抚而以吃手的方式自我慰藉。

带宝宝多接触新鲜事物

宝宝的听和看的能力已经与成人差不多了，需要更多的刺激，现在可以多带宝宝进行户外活动，多让宝宝接触新鲜事物，并给宝宝讲解，每一天对宝宝都是新鲜有收获的。

潜能开发

多给宝宝讲故事，这是让宝宝感受到声音和语调的最好方法。

宝宝非常喜欢听妈妈的声音，给宝宝唱歌、与他说话，宝宝会非常高兴。

这个阶段，是宝宝锻炼翻身的好时候，但如果给宝宝穿得过多，会妨碍宝宝翻身能力的锻炼。

丰富触觉

让宝宝取积木、毛绒玩具、纸盒、摇铃等，同时告诉宝宝哪个是硬的、软的、空的、响的，通过触摸不同质地的东西，手得到不同的触觉刺激。家庭中用旧的东西，如奶瓶刷子、勺子、瓶子等可随时让宝宝去摸，洗澡时接触毛巾、海绵等，丰富宝宝的触觉感受与认识事物的途径。

练习侧翻身

用玩具在宝宝左右两侧逗引，使宝宝熟练地向左右随意侧翻。出生后 90 天左右，宝宝先学会向一侧翻身，以后宝宝会熟练而且主动地向习惯的一侧翻身，有时不用逗引也会自己将身体翻过去变换体位。这时妈妈要有意识地在宝宝不熟练的一侧逗引，让宝宝练习翻身。练习侧翻身可为 180° 翻身做准备。

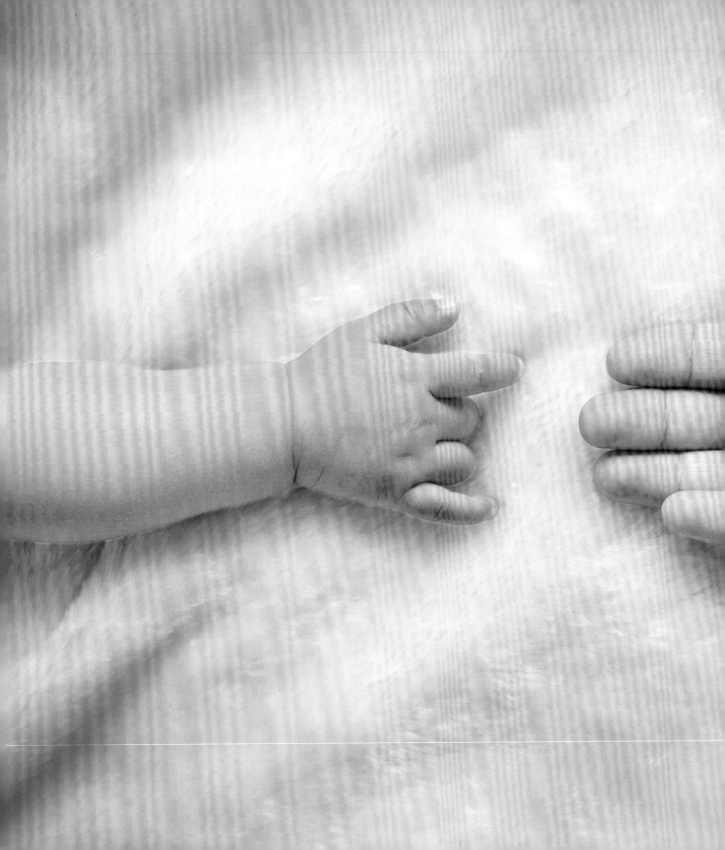

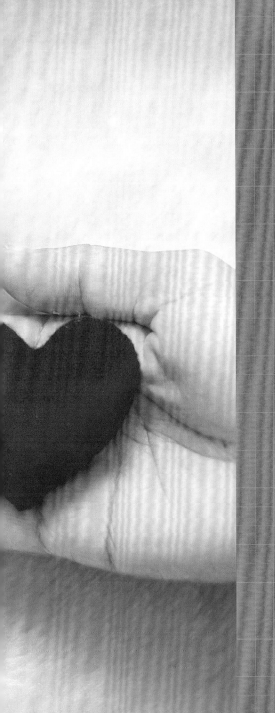

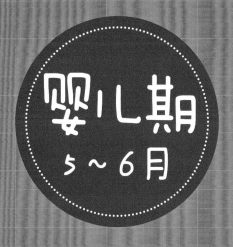

婴儿期
5~6月

这个月，有些宝宝会冒出一两颗小牙了，妈妈可以为宝宝准备牙胶、磨牙棒，帮宝宝按摩牙龈。宝宝越来越热衷于运动了，在妈妈的帮助下宝宝可以站立跳跃。此时，宝宝的脑重量已是成熟脑的一半，并且正以不可思议的速度在发展。宝宝背靠着东西可以坐，身体会向前倾，前胸几乎和下肢贴上，嘴都快啃到小脚丫了。宝宝会不厌其烦地把手里的东西扔掉，东西掉到地上的过程会引起宝宝极大的兴趣，如果你捡起来再递给他，宝宝会再把它扔掉并高兴得咯咯笑。

宝宝5个月1周

现在，宝宝对妈妈的依恋空前强烈，当他意识到妈妈要离开的时候，会抱住妈妈哭闹。而当宝宝见到陌生人，会感到害怕，甚至哭泣，这个时候也是宝宝怕生期的开端。现在，他想品尝食物但也想玩，如压挤、闻、弄碎、捣烂和涂抹食物，他还会吃得乱七八糟，因为他在试验食物。

宝宝成长与发育

小手能力越来越强

宝宝精细动作能力有了很大提升，他学会用拇指和其他手指相对握物，并且逐渐将物品握稳，多加练习后宝宝可以一手拿一物，进行对敲或传递。大人背儿歌时，宝宝学会在某一句之后做出相应的动作。并且会用双手撑住身体像青蛙一样靠坐，逐渐过渡到自己放手坐稳。

能听出自己的名字

宝宝能够辨认出声音是从什么地方来的了，一听到新的声音，他就会迅速地把头转过去。如果你想吸引宝宝，最简单的方法之一就是晃动一串钥匙。风铃也是吸引宝宝注意力的好东西。宝宝也许能够听出自己的名字了，当你说出他的名字时，他会明白你是在跟他说话。当你叫他或者与其他人谈起他时，小家伙就会把头转过来。如果你想吸引宝宝，逗他开心，你只需要跟他说话就行了。

宝宝能听懂玩笑了

这个阶段的宝宝可以很清楚地让你知道：他生气了，无聊了，或是高兴了，但还不能和你一样用复杂的方式来表达他的情感，他表达爱和幽默的能力还有待发展。

宝宝成长发育指标

体重
男婴 6.0 ~ 9.3 千克
女婴 5.4 ~ 8.8 千克

身长
男婴 61.7 ~ 70.1 厘米
女婴 59.6 ~ 68.5 厘米

生理发展
+ 醒着时至少有一半时间可保持灵敏状态。

感官发展
+ 会抓住大的圈环。会双手握住奶瓶。

心智发展
+ 在新环境中会四处张望。会手拿一块积木，眼望第二块，放掉第一块，再拿起第二块。

社会发展
+ 会抗议和排斥试图将玩具拿走的人。

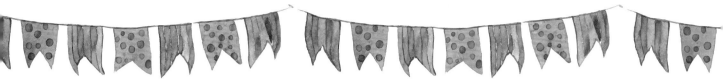

宝宝护理

为宝宝准备磨牙棒

这时一些妈妈会惊喜地发现，宝宝开始出牙了，个别宝宝冒出一两颗小牙牙啦。可以为宝宝准备牙胶、磨牙棒，帮助宝宝按摩牙龈，有利于牙齿的萌出，还能减轻宝宝的牙痒。

当心！把尿把成"尿频"宝宝

其实宝宝现在对尿便排泄还没有什么意识，可是很多妈妈都开始训练宝宝大小便了，通过嘘嘘的声音，让宝宝建立起排泄的条件反射。不过，如果不能判断宝宝是否需要尿尿，就不要长时间给宝宝把尿了，因为你的把尿动作会让宝宝形成反射，尽管膀胱并没有充盈到排尿的程度，宝宝也会排尿，结果成了"尿频宝宝"。

特别关注

避免宝宝受惊吓

宝宝现在已经有记忆能力，白天受到惊吓，有可能引起夜间的梦魇，睡着睡着突然哭叫起来。爸爸妈妈要尽量避免宝宝受到不良刺激。

小心肠套叠

如果宝宝以前睡眠良好，突然半夜频繁哭叫，应小心有肠套叠可能。

潜能开发

这个月的婴儿进入咿呀学语阶段，对语音的感知更加清晰，当宝宝发出语音时，爸爸妈妈要积极做出反应。宝宝发出"mama"的语音时，妈妈要马上说"妈妈在这里"。给宝宝起个固定的名字吧，经常用名字称呼宝宝，使宝宝把名字和自己联系起来。

做什么事情之前，都应该说"妈妈要干什么什么了"。让宝宝能把语音和实际结合起来，宝宝会快速学会发音并能运用它。同样道理，爸爸做什么也要告诉宝宝。这个阶段婴儿学习语言的最佳途径仍然是爸爸妈妈多说，宝宝多听。看到什么说什么，不断反复地说，并让宝宝看见、摸到，让宝宝不断感受语言，认识事物。

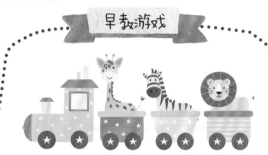

早教游戏

玩水

玩水是宝宝的天性，准备一些洗澡玩具，当给宝宝洗澡的时候，在浴缸中放一些洗澡玩具，一边洗澡一边引导宝宝去抓漂浮的玩具，这个游戏不但让宝宝洗澡的时候充满乐趣，还会提高宝宝的视觉追踪能力和抓握能力。

因果关系训练

宝宝的好奇心更强了，可以准备一些有因果关系的玩具。如按下按钮就会有音乐响起同时有一个小玩具跳出来的玩具，宝宝会非常喜欢，而且将不厌其烦地探索。

宝宝 5 个月 2 周

宝宝的精细动作在这个阶段会有很大的进步，他可以用两只手撕纸，可以自己用手拿着饼干吃。你的宝宝可能开始表现出"陌生人焦虑"的迹象，也就是人们常说的认生，这是他情感发展的第一个重要里程碑。你可能会惊讶地发现宝宝突然不想靠近不认识的人，当陌生人靠近他时，宝宝可能会仔细端详。他总是想摸摸你的脸，把手指探入你的眼睛和鼻孔，会紧抓住一只耳朵或头发，而且不肯放松。宝宝开始了解你和他是不同的两个人。

宝宝成长与发育

眼睛更厉害

宝宝的能力又有了进步，现在他能更好地看到非常小的物品了，并且他还学会了用眼睛追踪移动中的物体。宝宝很厉害，也许只看到物品的一部分就能认出这是什么。比如当他看到自己最喜爱的玩具从沙发下露出一角时，他就知道那是他的玩具。宝宝有了这样的本领，你就可以和他一起玩捉迷藏游戏了。

追随视线以外的东西

你会发现当你抱着宝宝靠近桌上的积木时，他会伸出手去抓，而且当他拿到一块后，可能还会去拿第二块。这是因为宝宝学会追随他视线以外的东西了。另外，宝宝在这个阶段还学会了分辨柔和色彩之间的差别，所以你可以多让宝宝阅读关于颜色的书或者玩彩色积木，帮助他辨认更多的颜色。

宝宝成长发育指标

体重
男婴 6.0 ~ 9.3 千克
女婴 5.4 ~ 8.8 千克

身长
男婴 61.7 ~ 70.1 厘米
女婴 59.6 ~ 68.5 厘米

生理发展

+ 仰卧时，可借踢顶某个平坦的表面来移动。会朝各个方向转动和扭动。

心智发展

+ 会分辨自己和别人的镜中影像。

感官发展

+ 可靠物撑坐一小会儿了。

社会发展

+ 对母乳的兴趣减弱。会发声表达愉快或不愉快。会对镜中的自己微笑。

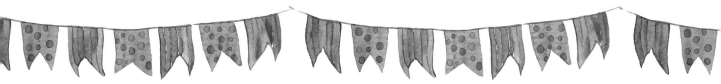

宝宝护理

宝宝的穿衣经

5个多月大的宝宝越来越灵敏，如果穿在身上的衣服不舒服，就会"哭闹"着抗议，而且他也不像"小时候"那么听话了，给他脱衣服的时候小手小脚总是动个不停，而穿衣服的时候更别想轻松过关，所以给宝宝买衣服，容易穿和脱是一大准则。当然了，宽大、安全、吸水性强、透气好、款式漂亮都是宝宝衣服的选购标准。

护理口水宝宝

这个月宝宝唾液分泌增加了，添加辅食后唾液分泌更多，再加上出乳牙，宝宝流口水就很多了。在婴儿胸前戴一个小围兜，同时多备几个，只要湿了就换下来。口水会把宝宝下巴淹红，因此不要用手绢或毛巾擦，而应用干爽的毛巾蘸干，以免擦伤皮肤。如果喂了有盐、有刺激皮肤可能的辅食，就要先用清水洗一下，不能只是用毛巾蘸，那样刺激物的成分仍会留在宝宝下巴上。

特别关注

养成进餐好习惯

宝宝吃奶或吃辅食的时候，保持环境安静舒适，让宝宝养成良好的进餐习惯。

小心养成小胖墩

有的宝宝非常喜欢吃辅食，家长要注意控制量，肥胖儿一般都是这个时候打下基础的。

可以很自如地翻身了

如果宝宝还不能翻身，需要多抽时间来陪宝宝练习。如果反复练习仍然不能成功，就需要看一下医生，排除运动功能障碍。

潜能开发

多带宝宝去不同的地方，见识不同的人。见多识广的宝宝，通常更加聪明。

宝宝喜欢不停地把某种物品扔到地上。不要阻止他，这也是他在认识世界。

训练大小便依然不是这个阶段的主要任务，因此不要投入过多的精力。

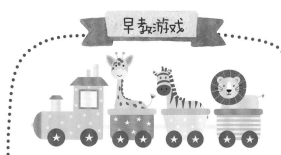

早教游戏

辨认物品

将宝宝抱到灯前，关闭台灯，再打开台灯。在这一明一暗的过程中，妈妈说"灯"，重复多次后，让宝宝用手去摸灯罩，凑近去看灯开灯灭，然后抱开宝宝，问宝宝"灯呢？"如果宝宝用目光盯住灯的方向，就说明学会认灯了。如果宝宝的兴趣在其他物品上，也可依此方法认其他物品。

单手握物

宝宝可将乒乓球大小的玩具稳稳地抓在手中。宝宝用5根手指和手掌心抓握小玩具，对喜欢的东西抓得又快又紧。这可以练习手眼协调、快速抓住东西的能力。

宝宝 5 个月 3 周

现在，你会发现宝宝越来越热衷于运动了，在妈妈的帮助下宝宝可以站立跳跃。宝宝开始咿咿呀呀学语，他能够发出更多的声音，会改变音量、音调、语速，并可运用语音来表达情绪。假如你重复宝宝所发出的声音，宝宝可能会专心地听，同时，宝宝注意到可以用声音来吸引你的注意。现在宝宝开始有了明显的记忆力，能够很好地区分亲人和陌生人。宝宝的情绪也逐渐复杂起来，高兴时会笑，不满意时会发脾气，父母不在时会害怕、恐惧。

宝宝成长与发育

独立地坐着

宝宝可以用小胳膊撑起身体，从趴着变为坐着了。不过这并不表明宝宝独立坐的时候不需要你陪伴在身边，即使在宝宝身边放置了枕头，你也应该时刻在他边上，准备随时帮他一把。

开始乱扔玩具

宝宝开始明白简单的动作也会产生结果，所以，你要做好心理准备，"乱七八糟"的日子离你不远了。他可能会扔掉东西，为的是看你会不会把它们捡起来，或者看看它们怎样掉下去，掉到哪里去了。一旦宝宝明白扔东西和捡东西一样好玩，他的世界将会变得更有意思，而你的世界从此将变得乱七八糟。更让你无奈的是，几个星期后，伴随着这种混乱局面的还有宝宝那一阵"咯咯"的欢笑声。你周围的噪声也增加了，因为他会突然觉得把东西弄得乒乒作响实在是好玩。不仅如此，你的宝宝还会学着敲敲打打、摇晃、用嘴舔东西，这些都是宝宝对这个世界的探索。不要对宝宝的行为表示愤怒，你应该适应它，并且学会修炼自己的耐心。

宝宝成长发育指标

体重
男婴 6.0 ~ 9.3 千克
女婴 5.4 ~ 8.8 千克

身长
男婴 61.7 ~ 70.1 厘米
女婴 59.6 ~ 68.5 厘米

生理发展
+ 坐时基本不需要支撑，可能会突然往前倒并用双手支撑来取得平衡。

感官发展
+ 从平躺翻为侧身时，几乎可将自己弯成坐姿。可随意转头。

心智发展
+ 会长时间凝视物品。会多发出几个单音。喜欢看镜子中的自己。

社会发展
+ 会咯咯笑与大笑。听到音乐会发出咕噜声，低哼并停止哭泣。

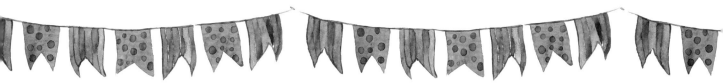

宝宝护理

别让宝宝睡太早

6个月大的宝宝晚上应该睡多久并没有统一标准，只要宝宝睡得香、第二天精神好就不必担心他的睡眠问题。不过宝宝晚上不能睡得过晚，所以在晚饭前尽量不让宝宝睡觉，否则宝宝睡到半夜醒来就很难再入睡了。晚饭前是和宝宝亲子活动的美好时光，和宝宝做些游戏、讲讲故事，把"瞌睡虫"都赶到晚上去，逐步养成规律的睡眠习惯。

预防婴儿感冒

这个阶段的婴儿最容易患的疾病是感冒，一般是因为看护婴儿的人患上感冒，过一两天后婴儿也出现了感冒的症状。这个月婴儿体内还有些从母体中获得的免疫因子，即使感冒也不易出现高热，一般只有37℃多。症状多为鼻塞流涕、打喷嚏、咳嗽、厌乳和食欲变差等。但一般婴儿并不痛苦，而且三四天后症状就会逐渐减轻。宝宝也有可能会在感冒的同时出现腹泻症状，大便次数增加，但一般不会出现肺炎。在感冒期间，爸爸妈妈不要给宝宝洗澡，避免再次受凉。同时，要注意给宝宝随时喂水，以补充体内水分的流失。

特别关注

小心宝宝坠床

宝宝现在已经具备一定的运动能力，可以在床上移动，爸爸妈妈要勤于看护，意外往往发生在不经意间。

户外活动的安全提醒

户外活动的时候要小心看护宝宝，放在推车里的时候最好给宝宝系上安全带，这样别人不太容易抱走宝宝。

潜能开发

婴儿期多听音乐是很有益的。婴儿对音乐旋律有特殊的感受，当播放音乐时，宝宝会随着音乐的旋律摇晃身体、晃动。宝宝对音乐有天生的感受，要多给宝宝听音乐。

可以多抱宝宝到镜子前，宝宝看到镜子里面的人不会再不知所措了，会高兴地拍镜子。

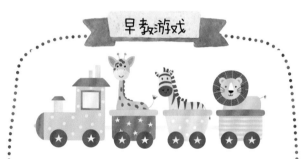

手足戏球

宝宝仰卧时，会将自己的双脚举起，并用手去抓。此时把一个大球或一个吹鼓了的塑料口袋放在宝宝脚上，让宝宝用手、足去抓去踢，或将塑料袋吹满气，用小绳子扎紧，吊在宝宝手脚都能够得着的地方，这样宝宝双腿上举的能力会越来越好。

学练 180° 翻身

宝宝学会俯卧翻到仰卧后，让宝宝将左右翻身的办法联合起来，加上玩具诱导，学习翻身达180°。经常练习翻身，使宝宝的视觉、听觉、触觉等知觉与运动结合，为继续翻滚直全能 360° 翻转打基础。

宝宝5个月4周

　　宝宝视觉有了很好的发展，他能够把细节看得相当清楚，也能够分辨颜色了，但还是需要一段较长的时间继续增强他的视力。此时，宝宝的脑重量已是成熟脑的一半，并且正以不可思议的速度在发展。宝宝背靠着东西可以坐，身体会向前倾，前胸几乎和下肢贴上，嘴都快啃到小脚丫了。宝宝会不厌其烦地把手里的东西扔掉，东西掉到地上的过程会引起宝宝极大的兴趣，如果你捡起来再递给他，宝宝会再把它扔掉，并高兴得咯咯笑。

宝宝成长与发育

双手的能力

　　在宝宝就要满6个月时，他控制手的能力已经到很厉害的地步，可以抓住别人递来的小东西。你可以在宝宝能够到的范围内放一个玩具，让他把这个玩具拿到自己旁边，这样有助于宝宝练习技能。你也可以给宝宝一个小摇铃或者其他能抓的玩具，帮他把东西转移到他的另一只手里，然后再放回到原来那只手中。差不多一个月后宝宝就可以学会这项新本领，对于宝宝来说，这项新本领为他展开了一个全新的世界，他可以玩两只手了。

喳喳喳地说个不停

　　宝宝看世界和听世界的本领几乎与你一样好，他的交流技能也在迅速地提高，这个月龄有一半左右的宝宝在牙牙学语，他们会一遍遍地重复单音节（比如"ba""ma""ga"等）或者其他辅音与元音的组合。在宝宝牙牙学语的时候，妈妈要积极地回应，可以把咿咿呀呀的回应当成游戏来做。或者当听到一个不能分辨的音节时，只要热情地用"对，那是一辆车！"这样的话回应他就行。宝宝很喜欢你倾听他说话的样子，他会觉得你能明白他说的每一个字，从而非常满足。所以，试着模仿一下对话情景的游戏：宝宝说的时候你听着，然后你问一个问题等他回答。

宝宝成长发育指标

体重
男婴 6.0 ~ 9.3 千克
女婴 5.4 ~ 8.8 千克

身长
男婴 61.7 ~ 70.1 厘米
女婴 59.6 ~ 68.5 厘米

生理发展
+ 仰卧时，会抓着脚玩。

心智发展
+ 表现出不同的情绪，例如高兴、不悦、发脾气。可能出现突然的情绪变化。

感官与反射
+ 会高兴地发出咕噜声和咯咯笑。听到自己的名字时会转过去。

社会发展
+ 会操纵物品。

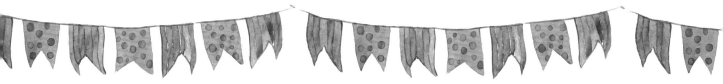

宝宝护理

关于安抚奶嘴

虽然安抚奶嘴颇有争议，好好坏坏的讨论不绝于耳，但事实上，安抚奶嘴并非那么不堪，使用安抚奶嘴可以给宝宝带来一定的满足感。特别是喜欢吮吸手指的时期，只要你掌握好使用的方法和度，就能让安抚奶嘴安全地陪伴宝宝成长。

提醒宝宝注意的方式

当宝宝要吃不适合啃咬的物品或危险品的时候，不要大声叫，而应迅速、自然地用手轻轻挡开孩子的手和物品，同时用其他方式分散孩子的注意力。这样既能避免孩子吃危险物品，又可避免孩子受到惊吓和心理受到伤害。

特别关注

告诉宝宝什么不能往嘴里塞

宝宝现在已经拥有物体识别和一定的记忆能力了，当宝宝抓起东西往嘴巴里塞的时候，爸爸妈妈应该告诉宝宝什么是可以吃的，什么是不能吃的，如小球、糖块、纽扣等，以免出现气管异物危险。

排空乳房别忘记

如果宝宝很乐意吃辅食，妈妈有可能消耗不掉母乳，造成乳房憋胀，引发乳腺炎，所以提醒妈妈，应利用吸乳器排空乳房。

母乳妈妈忌兴奋性饮料

提醒母乳喂养的妈妈，工作疲劳的时候也不要喝茶和咖啡，因为咖啡因会引起宝宝不良反应。

潜能开发

俯卧位时，宝宝会用胳膊把上身支撑起来，累了会把前臂放平，用肘关节和上臂支撑着，头抬得比较高，能够自由活动颈部，环顾四周，这样就增加了他的视野。

让宝宝爬在叠起的被子上，宝宝会伸开下肢，向前一挺一挺的。这样锻炼宝宝的腿力，对以后学习爬行有帮助。

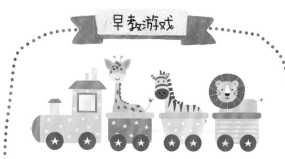

藏猫猫，找妈妈

妈妈用毛巾蒙脸同宝宝玩藏猫猫，妈妈的脸时隐时现，宝宝被逗得开心极了。之后，可把毛巾蒙在宝宝脸上，让宝宝自己把毛巾拉下来，或把一些衣服和帽子等物品放在宝宝够得着的地方，宝宝会把衣服或帽子蒙在脸上再拉开，和妈妈藏猫猫。

推皮球

妈妈抱着宝宝和爸爸面对面坐在地上玩推皮球的游戏。妈妈拉住宝宝的小手用力将皮球推向爸爸。当爸爸再推过来时，握住宝宝双手去抓住皮球。让宝宝在皮球的滚动中体会等待、合作的乐趣。

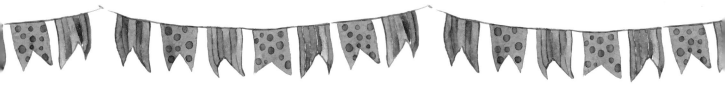

宝宝添加辅食啦

6个月左右是宝宝的味觉敏感期，此时，宝宝从母体内携带的铁消耗得也差不多了，如果没有及时添加辅食，可能会出现缺铁性贫血。无论是母乳喂养还是混合喂养，宝宝6个月以后都可以开始添加辅食了，适时给宝宝添加各种不同味道的食物，可以培养孩子长大后不挑食、偏食的好习惯。此时家长需要掌握一些必要的原则，才能让宝宝在均衡饮食的同时，吃得安全又健康。

辅食添加时间

宝宝的辅食添加一般从6个月开始，但也不用特别教条，可根据宝宝的具体情况而定，在6个月或者不到6个月，或者6个月过一点儿都是可以的。

添加辅食的时机

1. 对大人吃饭感兴趣。
2. 喂奶形成规律，喂奶间隔大约4小时，每日喂奶5次左右。
3. 唾液分泌量显著增加。
4. 频繁出现孩子咬奶头或奶嘴现象。
5. 母乳喂养每天8～10次、人工喂养的孩子奶量超过1000毫升仍显饥饿。
6. 体重达到出生时的2倍、低体重儿达到6千克，给足奶量体重仍不长。
7. 给予少许帮助可以坐起来。

第一口辅食——米粉

给宝宝添加的第一口辅食应该是米粉，特别是铁强化的米粉，这是目前世界各国婴幼儿专家及营养专家都公认的原则，而不再从蛋黄开始添辅食。

从大米粉开始给宝宝添加辅食，主要是考虑到宝宝的消化系统和免疫系统还未发育成熟，而谷类食物比较容易被婴儿接受，尤其是纯米粉，也就是大米粉，引起过敏反应的可能性相对低很多。而蛋黄一方面可能会引起个别孩子过敏，另一方面含有不确定的物质可能不容易被宝宝吸收，所以从谷物到蔬菜到水果再到蛋黄和白肉类的添加顺序会更好些。

纯母乳喂养的孩子，由于母乳中含铁量很低，纯母乳喂养时间越长，孩子发生缺铁性贫血的可能性就越大。尤其宝宝长到6个月后，体内储存的铁已经几乎消耗完，必须额外补充铁剂，此时给孩子选择含铁的米粉较佳。

辅食添加的原则

1. **一种到多种**：遵循食材逐个增加，每增加一种需注意观察宝宝3～4天，待确认宝宝无过敏现象、消化情况良好的情况下，可酌情添加少量的另一种食材。不能同时增加数种辅食，这样一旦宝宝发生过敏等现象时，妈妈会对致敏食材无从考量。如发现食欲不振、大便异常或有过敏现象，就应立即暂停这种食材。
2. **从稀到稠**：随着宝宝口腔、舌、牙齿等器官的发育，宝宝能接受的食物形状、质地也要与此做出相应调整。食物质地要由稀到稠、颗粒由细到粗过渡。食材软硬度发展顺序：酸奶的糊状一捣碎的豆腐一捏碎的香蕉一松软适中的肉丸。

3. **量从少到多**：每次给宝宝添加新的食材时，一天只能喂一次，并且量不能大，观察宝宝的接受程度，大便正常并适应以后再逐渐增加。宝宝的胃容量较小，辅食的量要循序渐进地加大，一次过多易造成宝宝消化不良。

4. **奶量不可减少**：虽然开始添加各种辅食，但是，奶仍然是宝宝的主食，奶量绝对不可以减少。

辅食添加的顺序：
米粉一菜泥一果汁一果泥一肉泥一鱼泥一虾泥

辅食添加状态：
辅食添加的状况如何，可以从宝宝的进食状况、大小便情况以及生长发育是否正常来判断。

辅食添加的量：
妈妈不要替宝宝做主，其实孩子自己最知道应该吃多少。

不要把辅食混在奶中
有些妈妈将辅食与婴儿配方奶混合后放在奶瓶里，并使用十字大孔的奶嘴来喂，这也是错误的。宝宝需要体验食物的味道和食物放在他们嘴里的感觉，并练习咀嚼，这对出牙也有好处。现在还有一种像安抚奶嘴一样的咬咬袋，把水果切块放在小袋子里。宝宝可以用牙床"榨汁"并且可有效防止宝宝吞咽下大块食物造成危险。

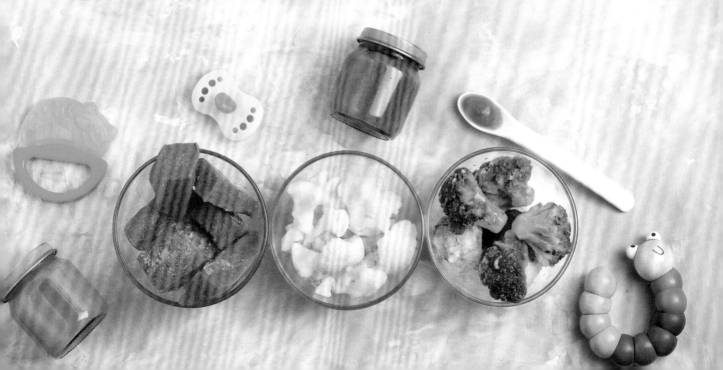

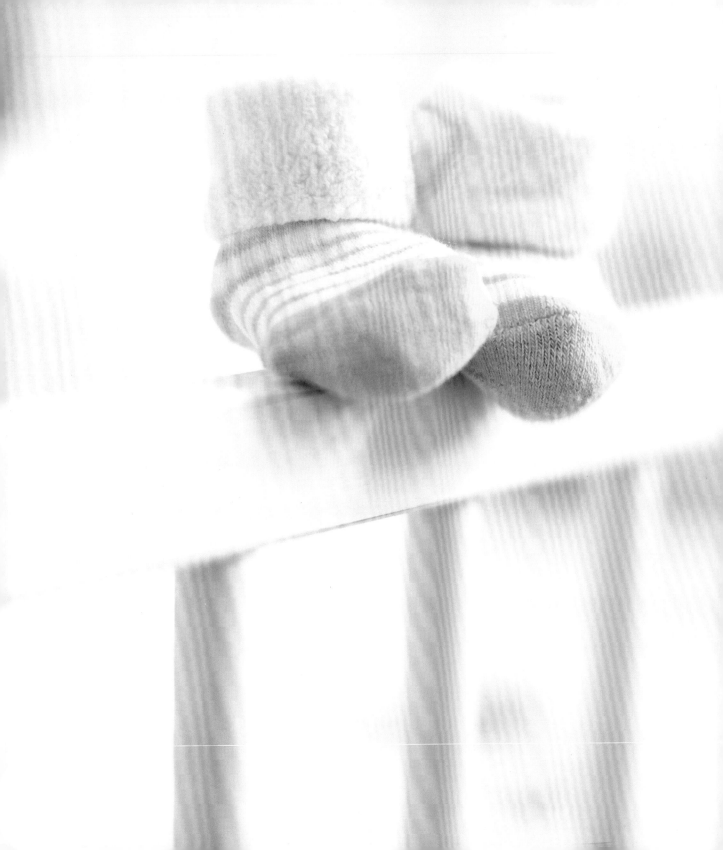

婴儿期
6～7月

　　过了半岁的宝宝与爸爸妈妈交流的方式越来越多，表情也越来越丰富。他已经不满足于单纯地照顾，而是和父母有了更多的情感互动，并渴望得到更多的快乐。宝宝对周围的一切也越来越感兴趣，天气好的时候多带宝宝到户外玩吧，会更有利于扩大宝宝的认知范围。这个月正是宝宝学爬行的阶段，爸爸妈妈千万不要让宝宝跳过学爬直接学走。

宝宝 6 个月 1 周

过了半岁的宝宝与爸爸妈妈交流的方式越来越多，表情也越来越丰富。当他不耐烦的时候，会把小脸皱起来，哼哼唧唧甚至扔东西；此时的宝宝已经会翻身，还不会爬。他会用自己的方式在房间里移动，他可能会从趴着滚为仰着，以及从仰着滚为趴着；也可能会将自己的身体抬高成爬行姿势，前后摇动。宝宝对周围的一切越来越有兴趣，他能注视周围更多的人和物体，会把注意力集中到他感兴趣的事物和颜色鲜艳的玩具上，因此，多带宝宝到户外活动，会更有利于扩大宝宝的认知范围。

宝宝成长与发育

用手表达情感

给宝宝喂食时，你会发现，如果他不喜欢吃，就会用手打翻你拿着的饭勺或饭碗。你会大吃一惊，甚至会很生气，妈妈不要生气，这说明宝宝的手部力量比以前更强了，而且他的情感也慢慢变得丰富起来了，他要告诉妈妈他不想吃这种食物，因为不会说，宝宝只好用手来抗议了。

听的能力接近成人

宝宝半岁后，听力已经惊人地接近成人了，他能区别简单的音调，如果你给他播放一首欢快的音乐，他甚至会随着音乐声跳跃起来。从这时起对宝宝进行音乐训练，那么宝宝长大后对音乐的感知能力会很强，但是要注意，给宝宝播放音乐时声音不可过大，防止震坏宝宝脆弱的耳膜。

宝宝成长发育指标

体重
男婴 6.4 ~ 9.8 千克
女婴 5.7 ~ 9.3 千克

身长
男婴 63.3 ~ 71.9 厘米
女婴 61.2 ~ 70.3 厘米

生理发展
+ 会转动手腕来回翻转和操作物品。会用手支着自己坐起来，但还坐不太好。

心智发展
+ 喜欢看变化的景物。喜欢颠倒看东西。

感官发展
+ 更加轻松地操纵玩具。

社会发展
+ 当妈妈离开家，宝宝会哭闹。

吃不饱怎么办

这个月母乳分泌仍然很充足，妈妈有时还会感到胀奶，甚至向外喷奶，除了添加一些辅食外，没有必要减少宝宝吃母乳的次数。如果母乳不够吃，通过添加蛋、菜等辅食，仍不能满足宝宝的需要，宝宝就会出现饥饿性哭闹，本来夜里睡眠很好的宝宝，突然变得爱哭了，这时就要给宝宝添加配方奶了，而不是给宝宝吃更多的米粥、面条。有的婴儿根本就不肯吃配方奶，奶嘴塞进去就吐出来，就不要强迫宝宝了，可以尝试不用奶瓶，用小勺或用小杯子喂。如果仍然不喝，就暂时停1周，先以辅食补充，1周后再试着喂，可能那时他就很愉快地接受配方奶了。

添加蛋黄的原则

鸡蛋黄里不仅含有丰富的铁，还含有宝宝需要的其他各种营养素，而且比较容易消化，添加也很方便。

喂养要点

6个月的宝宝添加蛋黄应逐步加量，可以先喂一个鸡蛋黄的1/4，如果宝宝消化得很好，大便正常，并无过敏现象，那么可以逐步喂食整个蛋黄了。由于蛋白容易引起宝宝过敏，因此，在宝宝8个月前建议只食用蛋黄。

引导宝宝喝白开水

宝宝到了6~7个月，味觉能力已经很强了，喝惯了果汁、配方奶、咸淡适中的菜汁，对白开水就不感兴趣了，这是很自然的事情，妈妈不必为此担心，这是宝宝拥有的小小的权利。不过，喝水是可以有效补充体内水分的，所以妈妈还是要引导宝宝多喝水，但你不能用强权来压制宝宝。因为白开水没味道，宝宝可能就不愿喝，可以从每天练习给宝宝喝少量的水开始。

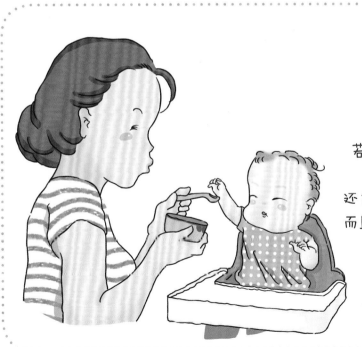

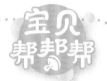

宝贝帮帮帮

宝宝6个月1周：
辅食添加

若母乳不够吃，可以添加配方奶。
鸡蛋黄里不仅含有丰富的铁，
还含有宝宝需要的其他各种营养素，
而且比较容易消化，添加也很方便，
注意逐步加量原则：
先喂一个鸡蛋黄的1/4，
如果宝宝消化得好，不过敏，
便可以逐步加喂。

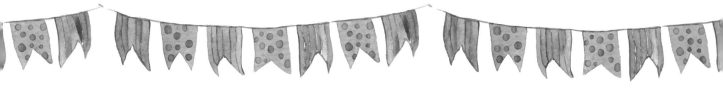

宝宝护理

爸爸抱抱我

新生儿夜里啼哭是比较常见的现象，但是半岁的宝宝，到了半夜也会有啼哭的时候，不管妈妈怎么哄，宝宝就是不愿理睬，我行我素。这可能是宝宝在向爸爸传递一个信息，妈妈白天照看我太辛苦了，我想让爸爸抱抱我，给妈妈稍微减轻一些负担，爸爸要理解宝宝哦。

改善宝宝便秘

宝宝已经在吃辅食了，与未添加辅食相比，他的大便颜色和气味都会发生变化，这些都是很正常的现象。如果他的大便看起来很硬，这时候就需要给宝宝改喂一些不同的水果和蔬菜，或者燕麦粥、大麦粥等，这些食物比较容易消化，不会刺激宝宝柔嫩的肠胃，并且也有助于改善宝宝的便秘状况。

特别关注

多跟宝宝做游戏

长到第 7 个月，宝宝的睡眠时间正在逐渐减少，白天可以有大段的时候用来学习新东西，可以吃辅食，可以和妈妈交流感情，不要让宝宝整天无聊地看天花板哦。

不要随便给宝宝吃药

平时注意宝宝的饮食卫生，及时增减衣物，宝宝是一个新鲜稚嫩的生命，很多不适都是功能性的，及时调理就可以得到恢复，不要动不动就看病吃药。

潜能开发

此时的宝宝正处在认知发展的高峰期，多带宝宝到户外，看看花草、小鸟，对宝宝的认知发育非常有利。

带栏杆的床不再适合宝宝了，当宝宝醒着时，最好放在大人的床上或放在铺着地毯或地垫的地上，让宝宝尽情地运动。

早教游戏

握物、对敲和传手

宝宝学会单手握物后，可让宝宝同时用两手各拿一个玩具对敲，宝宝会高兴地听着它们发出的声音，拿着玩具到处敲打。同时宝宝在玩的过程中，会双手同时抓住一个玩具，忽然放掉一只手，只用其中一手握住玩具，或双手合握，或玩一会儿再放掉另一只手，使玩具传到不同的手上。传手是手技巧在进步和双手协调的标志。出生后 5 ～ 6 个月的宝宝开始发展拇指的能力，8 ～ 9 个月时发展食指的能力。手眼协调能发展手的技巧，手和足的协调能维持身体平衡和动作发育，对宝宝的身心发展都很重要。

宝宝 6 个月 2 周

宝宝现在最大的特点是对能够抓握的小东西非常感兴趣。他会很好地握住奶瓶，也可能会用手指捡东西，会将东西从一手换到另一手，还会举起、摇晃、推、拉、压挤，以及抛掷靠近他的东西。随着宝宝观察力的提高，他对环境也更加了解，他会寻找挡在某件物品后面的玩具。大动作上宝宝也有了明显的进步，他翻滚的动作越来越灵活，有些宝宝可以不倚靠东西独坐了。语言是宝宝发育中的另外一个重要部分，他现在会用许多不同的声音来表示愉快，也可能会将几个声音串联起来重复说，当然这时候宝宝依然处在无意义发音阶段。

宝宝成长与发育

认得爸爸妈妈

半岁多的宝宝已经可以辨认自己的爸爸妈妈了，如果有人假装是他的妈妈并张开手想要抱抱，告诉他"我是妈妈"，别看宝宝很小，他才不会上当呢。或许你想给他喂点母乳，讨好讨好他，但他就是不理不睬，甚至如果妈妈躲得时间太长了，宝宝恐怕要大哭大闹地跟你要他亲妈妈了。

会表达欲望

宝宝已经到了开始表达欲望的时候了，当他想要某件东西时，他的眼睛会一直盯着那个东西，直到你取下它放在他手里。拿到东西后他会紧紧地抓在手里，除了最亲近的人，任其他人怎么哄骗，他都不会把手里的东西交出来。对于不想要的东西，他也有表达的方式，比如他吃饱了，你再给他喝奶，他就会把头扭过去，如果你再坚持的话，他可能就要要脾气了，甚至会打翻奶瓶的。

宝宝成长发育指标

体重
男婴 6.4 ~ 9.8 千克
女婴 5.7 ~ 9.3 千克

身长
男婴 63.3 ~ 71.9 厘米
女婴 61.2 ~ 70.3 厘米

生理发展
+ 可能会自己坐着。肢体活动能力增强，脚和腿的力量更大了。

感官发展
+ 会自己握住瓶子。可能会抓住杯子的把手。味觉喜好强烈。

心智发展
+ 会用力玩响声玩具，如铃铛或拨浪鼓。

社会发展
+ 可能会对陌生人感到不安。

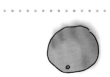

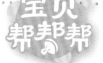
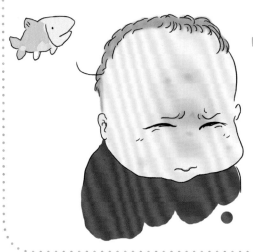

宝宝6个月2周：
宝宝从添加辅食后就开始闹毛病？

有可能是辅食过敏!
妈妈要留意，很多过敏症状
（流涕、咳嗽还有腹泻等）
会被误认为感冒和消化不良。
奶制品、蛋类、海鲜、柑橘类水果、
面粉、花生、浆果等食物
都有可能导致过敏。

不要忽视宝宝辅食过敏

有些宝宝自从添加辅食后就开始闹毛病，这时妈妈就要留意了，你的宝宝可能不是生病，而是对辅食过敏，很多过敏症状会被误解为感冒和消化不良。流鼻涕、咳嗽还有腹泻等都是过敏的症状，你需要检查一下他吃的东西和你吃的东西中是否有容易引起过敏的成分。比如：乳制品、蛋类、海鲜、柑橘类水果、小麦、花生、浆果等。

宝宝对食物的过敏反应可能并非永久性，有的宝宝长大后，这些过敏就会消失。为避免过敏反应，特别是如果家长有过敏史，添加辅食从单一食物开始就非常重要，这样你可以知道是哪种食物引起孩子过敏。

宝宝护理

检查清洗玩具

宝宝抓到什么都喜欢往嘴里送，就连他最爱的小玩具也不放过，现在他的玩具总会伤痕累累，尤其是玩具的边缘部位。妈妈要注意，爱咬玩具是宝宝的权利，不宜阻止他，但是在宝宝玩玩具之前，最好仔细检查玩具零部件是否有脱落，并对玩具进行清洗消毒。

给宝宝多准备几套衣服

宝宝现在的翻滚能力很强了，时不时地你会看见他在打滚，这是他自己表达快乐的方式。另一方面，他的衣服也会不可避免地沾满来自各个地方的灰尘。有床单上的，有妈妈身上的，甚至还有沙发上的。所以，多给宝宝准备几套可换洗的衣服，保持宝宝身体洁净，防止宝宝感染细菌。

不要勤把尿

这么大的宝宝，对于妈妈把尿多不会反抗，有时很容易成功。妈妈不要以为宝宝已经能够控制小便了，

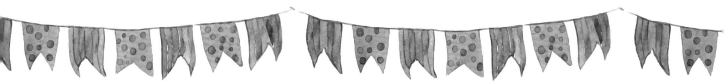

这并不是真的控制小便了。如果正赶上宝宝没有尿，妈妈可能把的时间长些，宝宝就会不满意了，打挺或哭闹。有的婴儿似乎很识相，一把就尿，妈妈就频繁把尿，几乎是一两个小时就把一次。这并不是好事，这样会使宝宝的尿泡变得越来越小，到了该自行控制排尿的时候反而会很困难。

特别关注

带栏杆的小床不适合宝宝运动

宝宝现在的运动方法大多是翻滚，所以家里应该给宝宝准备一张大而舒适的床，最好有一点硬度，让宝宝自由运动。带栏杆的小床不适合醒着的宝宝，如果没人看护，宝宝也许会卡着胳膊腿什么的。

宝宝还在吃手指吗

宝宝这个月已经渐渐淡化了吸吮手指的习惯，如果依然对手指有强烈癖好，爸爸妈妈就要耐心去引导，而不是强行干涉，最好是用玩具转移宝宝注意力。另外，得分析宝宝这样做的原因，是不是没吃饱？或者是不是要出牙了，有点不舒服？还是觉得很孤独，需要爸爸妈妈陪着做游戏？

潜能开发

这个时候可以教宝宝一些手语了，如再见、谢谢、鼓掌，都可以尝试着教给宝宝。

多给宝宝提供可以抓握的，不同形状、材质、颜色的物品。

爸爸妈妈对宝宝做一些鬼脸，看看宝宝是不是也会学相同的动作。

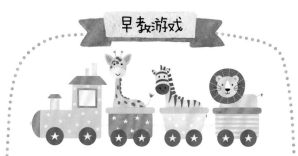

早教游戏

镜前游戏

抱宝宝到镜子前，让宝宝同镜中人笑，用手去摸镜中的自己；看到镜中人，宝宝会伸手到镜子后面，寻找躲在里面的人。宝宝在镜子前会十分活跃，会对着镜子蹦跳。从镜中会发现爸爸进来了，或者奶奶进来了，宝宝有时会把头伸向镜子，头碰上了就大声笑或者大声叫喊。经常让宝宝在镜前活动，让宝宝通过镜子探索新奇的事物，做出不同的表情。宝宝经常照镜能使表情丰富，并为以后认识五官做准备。

咀嚼饼干促长牙

给宝宝 1 枚磨牙饼干，妈妈自己也拿 1 枚，用牙咬去一点儿，慢慢咀嚼。妈妈的动作宝宝会模仿，学着咬一小口，并用牙龈去咀嚼。有些宝宝不会咀嚼，但咬下饼干会用唾液浸泡软后直接咽下。咀嚼可使牙龈得到锻炼，又可吸口水，利于乳牙的萌出。且拿取小饼干也可以锻炼宝宝抓握细小东西的精细动作。

宝宝 6 个月 3 周

这时的宝宝体格进一步发育，神经系统日趋成熟。许多宝宝已经长牙了，宝宝现在更喜欢啃咬东西甚至妈妈的手。宝宝的双腿更有力了，宝宝吸引你注意力的方式越来越丰富，不仅仅是哭，他还会通过扭动身体，弄出响声来让你关注他。平时喜欢到外面玩的宝宝，会经常用手指窗外，他想让你带他到室外看看他的小朋友、小鸟和小草！宝宝的深度感现在相当准确了，并可以分辨物品的远近，当居室中的家具陈设有所变化时，你能发现宝宝会感到很惊讶或不安。

宝宝成长与发育

能够认识吃的食物

到现在为止，宝宝已经可以认识部分他曾经吃过的食物了，如果他偏爱某种食物，当你把该食物拿到他面前时，他会表现出非常开心的样子，并且会吃得很满足。这个时候，妈妈可以把该种食物的名字讲给宝宝听，让宝宝加深印象，同时还能够锻炼宝宝的语言能力呢。

长时间注意某一物像

这个时候宝宝开始注意数量多、体积小的东西了，并且那些复杂、细致的物像能够让宝宝保持更长时间的注意力，这样长时间的注意，可以帮助锻炼宝宝辨别差异的能力，所以，妈妈们可以尝试着让宝宝玩一些复杂的玩具或者游戏了，帮助开发宝宝的智力，挖掘宝宝的潜能。

宝宝成长发育指标

体重
男婴 6.4 ~ 9.8 千克
女婴 5.7 ~ 9.3 千克

身长
男婴 63.3 ~ 71.9 厘米
女婴 61.2 ~ 70.3 厘米

生理发展
+ 头部平衡很好。可能开始长牙。

感官发展
+ 喜欢用嘴和手探索身体。可能喜欢咬脚趾。

心智发展
+ 如果家人外貌有所改变，宝宝会很警惕，直到听到你的声音认出你为止。

社会发展
+ 会辨认家中成员。

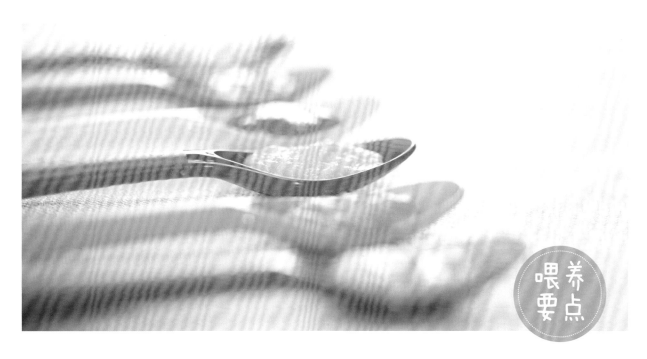

妈妈要掌握好辅食的量

配方奶喂养儿可能比母乳喂养儿更喜欢吃辅食。如果这次宝宝把辅食全吃光了，妈妈会非常高兴，下顿会多做些。这样一来二去，可能会使宝宝积食，或使宝宝吃奶量大减。妈妈应该掌握好辅食的量，即便是配方奶，对这个月的婴儿来说，其营养价值也是远远超过米面食品的。奶仍是这个月婴儿营养的主要来源，不能完全用辅食替代。

锻炼宝宝的咀嚼力

宝宝除了可以吃米粉、菜汁等流体食物外，现在可以尝试着给宝宝吃些小面包、磨牙棒和小馒头了，这些食物不仅可以丰富宝宝的辅食，刺激宝宝的胃口，还可以锻炼宝宝的咀嚼能力，而且宝宝现在正处于出牙期，固体食物可以帮助缓解出牙期的牙龈疼痛，小家伙一边吃东西，还一边长牙齿，很不可思议吧。

宝宝护理

把危险物藏起来

现在的宝宝可不比从前了，他不再是个听话的乖宝宝，见到什么都想要，看见什么都想摸。所以，那些刀具、磁盘等可能危害宝宝安全的物品最好不要出现在宝宝的视线里，妈妈们可以把它们归归类，整理一下，统一放在某个小柜子里，并最好能用个小锁锁起来。

经常给宝宝洗手

宝宝的手部力量比以前更强了，而且喜欢摸摸这、碰碰那，所以，他的小手上就难免会残留有害细菌，经常给宝宝洗手，并且最好用宝宝专用洗手液清洗，可以防止宝宝接触更多细菌，提高宝宝自身的免疫力，给宝宝洗完手后最好用干净毛巾擦干，以防潮湿的小手会沾上更多细菌。

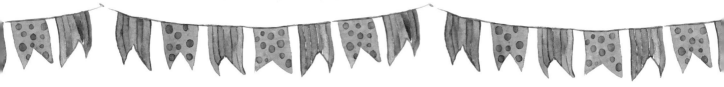

允许宝宝"用手抓着吃"

宝宝通过自己用手抓取食物并送到自己嘴里这一过程能学会力道的控制和送入口中食物量的把握以及对抓着食物时触感的感知。用小手抓面条，能感受到面条的质地，有助于触觉的发展；握住小勺往嘴里送食物，能练习手眼协调。这不仅让孩子感受到新奇与兴奋，并能很好地刺激宝宝的大脑发育。所以，基于这些考虑，允许宝宝把自己和地上弄得一团糟吧。

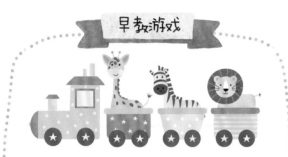

早教游戏

彩纸雨游戏

妈妈先找出几张红、黄、绿色的彩纸，剪碎，放在开口的盒子里，放在宝宝面前，妈妈抓起一些握在手里，把手臂举高，手心向下，然后慢慢松开拳头，让彩纸纸屑飘落下来，同时配合说："哗啦啦，下雨啦，大雨哗啦啦，小雨沙沙沙，大雨小雨一起下，宝宝见了笑哈哈。"鼓励宝宝模仿妈妈的动作。

躲猫猫，拉毛巾

一块小毛巾也能玩出很多游戏。妈妈先用毛巾遮住自己的脸，再拿下来，吸引宝宝的注意，然后再把毛巾盖在宝宝脸上，引导宝宝用手拉开毛巾。每一次练习都是宝宝累积如何使用力气的经验。

特别关注

宝宝的玩具准备

宝宝现在对带声响的玩具和电动玩具非常有兴趣，爸爸妈妈可以给宝宝准备一些这样的玩具，同时要注意玩具的安全性和清洁工作。带尖锐边角有容易脱落的小零件的玩具，都不适合这么大的宝宝。

未长牙别盲目补钙

有的宝宝乳牙萌出早，4 个月就长牙了，有的宝宝晚一些，到 1 岁才长第一颗牙的也有，家长不必过于心急，尤其不要随便给宝宝补钙，以防过量。

湿疹开始消退

大多数宝宝的湿疹已经消退，如果湿疹还很严重，可能宝宝对异体蛋白过敏，随着辅食添加，慢慢向主食过渡，湿疹自然会消退。湿疹是不会留瘢痕的，爸爸妈妈不必担心。

潜能开发

每天不但要有和宝宝一起玩的时间，也要有让宝宝单独玩的时间。

千万不要把他一个人留在床上或其他升高的平面上，以免宝宝翻身摔下来。

现在是宝宝建立自信的时期，当宝宝有了进步，不要忘记给宝宝一些赞扬和掌声！

宝宝 6 个月 4 周

　　从现在开始，如果你的宝宝抢大人喂饭用的勺子，从你的碗里拿东西吃，说明他已经可以自己用手抓东西吃了，你可以给宝宝提供更多"手抓饭"的机会，让他体验到用餐的乐趣和独立的快乐。宝宝能更轻易地到处移动了，他可能肚子和双腿还是拖在地板上，只靠手臂往前移，他也可能坐在地上快速往后退或往前移。现在，宝宝的小腿已经能够支撑起他身体的部分重量了。他喜欢上下蹦，这种动作有助于增强宝宝走路时需要用到的肌肉的力量。你可以从腋下扶住他，试着让他站在地板上或你的大腿上。

宝宝成长与发育

会配合表情发音

　　宝宝现在能够无意地发出"爸妈"等音，还能发出一些谁也听不懂的声音，并且还伴有一些表情，这是宝宝自己的表达方式，你可以试着观察宝宝的表情，从他手中夺走他正握紧的东西，你会发现，他会抓得很紧，就是不愿给你，当你再用力气时，因为要用尽力气握紧，宝宝的小脸会涨得通红，而且一旦你拿走了他的东西，他就会"哇哇"地哭出来了。

认识照片中的妈妈

　　如果你给宝宝一张照片，当他看见照片中有个人是妈妈时，他就会对着妈妈的脸笑起来，这说明，他能够认识照片中的妈妈了，但是，宝宝还不能认识他自身。如果想让宝宝尽快认识爸爸，可以给宝宝看爸爸的单人照，并且让爸爸本人陪在身边，先看看爸爸本人，然后再对照着看照片，经过多次的训练，宝宝就能很快认识照片中的爸爸了。

宝宝成长发育指标

体重
男婴 6.4 ~ 9.8 千克
女婴 5.7 ~ 9.3 千克

身长
男婴 63.3 ~ 71.9 厘米
女婴 61.2 ~ 70.3 厘米

生理发展
+ 会用翻滚的方式在房间里到处移动。仰卧时会抬降屁股移动。

感官发展
+ 会抓、操纵、口含及用力拍东西。

心智发展
+ 会将宝宝图片与自己联想在一起，并发出适当的声音。

社会发展
+ 开始通过音调学习"不"的含义。

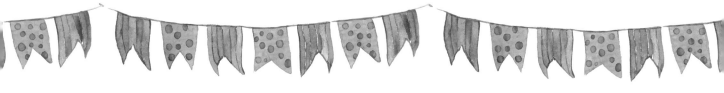

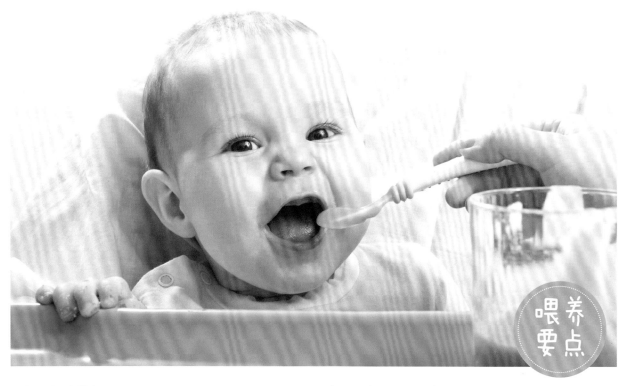

喂养要点

我的食物我做主

在此阶段重要的是食物的合理搭配及辅食是否适应此年龄段的宝宝。至于辅食添加的时间、次数还要因宝宝个体差异而定。主要取决于每个宝宝对吃的兴趣和主动性。当不喜欢吃辅食的时候，喂一顿要和他"商讨"1小时，不如只喂1次，保证奶量就好，省出时间让宝宝享受和父母一起游戏和户外活动的欢乐，对宝宝健康成长更有益。

吃辅食时，注意不要口对口喂宝宝食物，因为大人的唾液常带有细菌和病毒。

宝宝护理
及时清理宝宝的口水

这个阶段是宝宝的出牙期，原本就爱流口水的宝宝，现在流得更厉害了。宝宝流口水后，妈妈要及时给宝宝清理，多准备几个小围嘴、口水巾等，而且围嘴湿了要及时更换，以免潮湿的围嘴浸坏了宝宝的下颌和颈部皮肤而长出湿疹。

宝宝耍脾气不要对着干

喂宝宝吃辅食，宝宝不喜欢吃，用小手打翻饭勺或饭碗；给宝宝把尿，他打挺哭闹，两腿伸直，甚至把尿盆弄翻。这就是耍脾气，半岁的宝宝会耍脾气，有的还脾气很大。

婴儿情感丰富了，耍脾气并不是坏事，说明宝宝已经有了自己的主见。不能一遇到宝宝耍脾气，就认为这样的宝宝应该管教，否则长大就管不了了。这是成人的逻辑，用在婴儿身上是不恰当的。

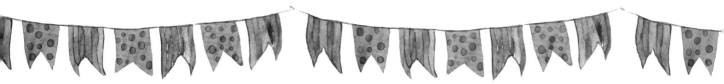

温和地对待宝宝耍脾气，但温和中有教育，有智力开发，有情商培养，而不是一味迁就。迁就只能让宝宝的脾气越耍越大，以致无法改变，进入社会受阻。

特别关注

尊重宝宝的情感需要

现代意义的养育孩子，不再是简单地照顾宝宝吃饱穿暖，还要重视宝宝的情绪和能力发展，宝宝现在已经能通过表情表达意愿，需要家长给予充分的理解和尊重。

趴睡不必强行纠正

如果宝宝喜欢趴着入睡，不必强行纠正。这个月

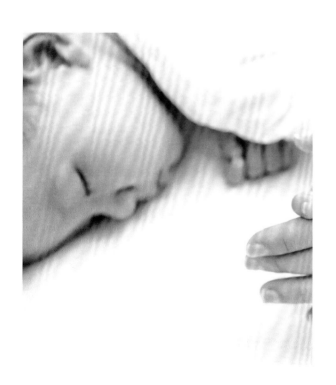

龄的宝宝已经有了翻身的本领，不会发生窒息了。

潜能开发

教宝宝认识人，可以让宝宝理解人与称谓的关系。当外公、外婆来到时，妈妈对着宝宝说："宝宝，你看谁来了？是宝宝的外公和外婆。"以后随着年龄的增长，宝宝就会知道他的外公外婆就是他妈妈的父母。这样逐渐建立宝宝与人的交往。

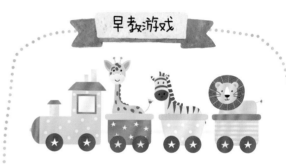

早教游戏

悬挂玩具练抓握

配合宝宝或躺或坐的姿势，利用悬挂玩具让宝宝练习抓握的能力，在每次的抓握中也隐藏着放手的练习，一抓一放之间，正是宝宝自我调整力气的好时机。

和小朋友拉拉手

在和小朋友玩时，家长有意抱着宝宝去和其他小朋友拉拉手，让他们互相对看，告诉宝宝看到的是谁。也可以把宝宝抱到花园里和其他小朋友认识、拉拉手、打招呼。还可以把毛绒玩具放在宝宝面前，让宝宝去拉拉玩具的手，并打招呼"你好，小熊"。这个游戏可以锻炼宝宝认知、交往能力。

宝宝的辅食——菜泥、肉泥加进来

　　本月可以添加蔬菜泥、果泥和一些肉泥了。先从熟悉的食材入手，再慢慢添加新的食材，不要只固定在少数几种食材上，肉泥也可以添加进来了，这些菜泥和肉泥都可以和婴儿配方米粉混合喂给宝宝吃。

菜花泥

食材：
菜花1小朵
（约20克）

做法：
1. 将菜花洗净，切碎，放到锅里煮软。
2. 煮好的菜花放到干净的碗里，用小勺按压成泥即可。

营养小贴士： 菜花中含有丰富的维生素C、维生素K、胡萝卜素、硒等多种具有生物活性的物质，可以提高免疫力和抗病能力，预防感冒和坏血病的发生。

胡萝卜泥

食材：
胡萝卜1根

做法：
1. 胡萝卜洗净，削皮，切成小块。放入小碗中，上锅蒸15分钟左右至熟软。
2. 把蒸好的胡萝卜用小勺捣成泥即可。

营养小贴士： 胡萝卜营养丰富，含有丰富的胡萝卜素和B族维生素、维生素C，有治疗夜盲症、保护呼吸道和促进儿童生长等功能。

苹果梨子泥

食材：
苹果1/2个
梨1/2个

做法：
1. 将苹果、梨洗净后，去皮，一切为二，切成小块。
2. 把切好的苹果、梨块放入搅拌机内，搅打成泥即可。

营养小贴士： 苹果是个好食材，它具有通便和止泻的双重功效，味道很好，与梨子混搭后味道更加清香。而且这两种食材都是低致敏的食材，妈妈可以放心混搭。

猪肉泥

食材：
猪瘦肉50克

做法：
1. 把猪瘦肉在清水中充分洗净，用搅拌机打成肉泥备用。
2. 将拌好的肉泥放入碗内，加少许清水，放入蒸锅，中火蒸7分钟至熟即可。

营养小贴士： 猪肉含有丰富的B族维生素，能提供人体必需的脂肪酸，而且滋阴润燥，可提供血红素（有机铁）和促进铁吸收的半胱氨酸，改善缺铁性贫血等状况。

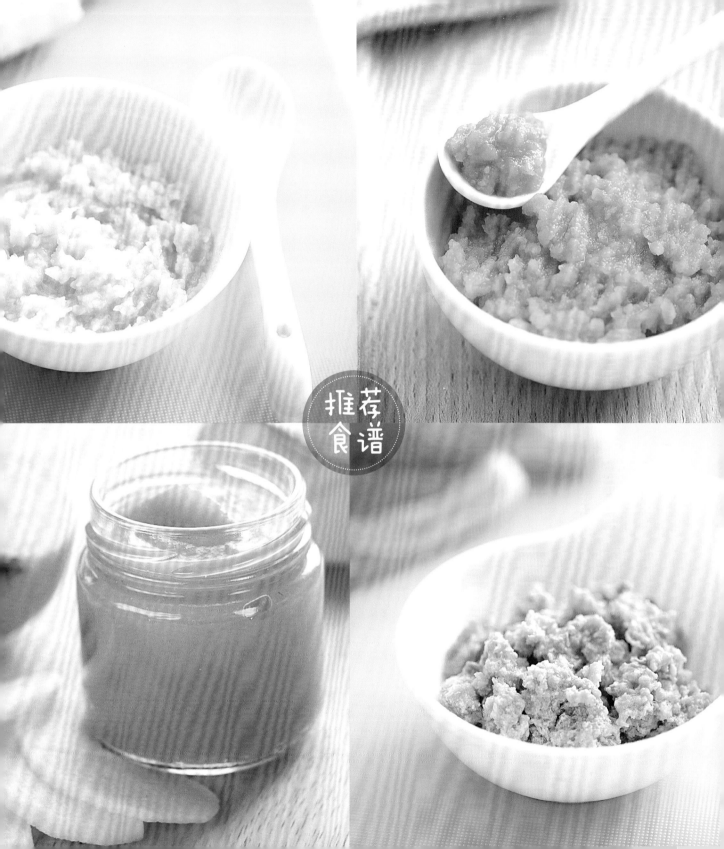

推荐
食谱

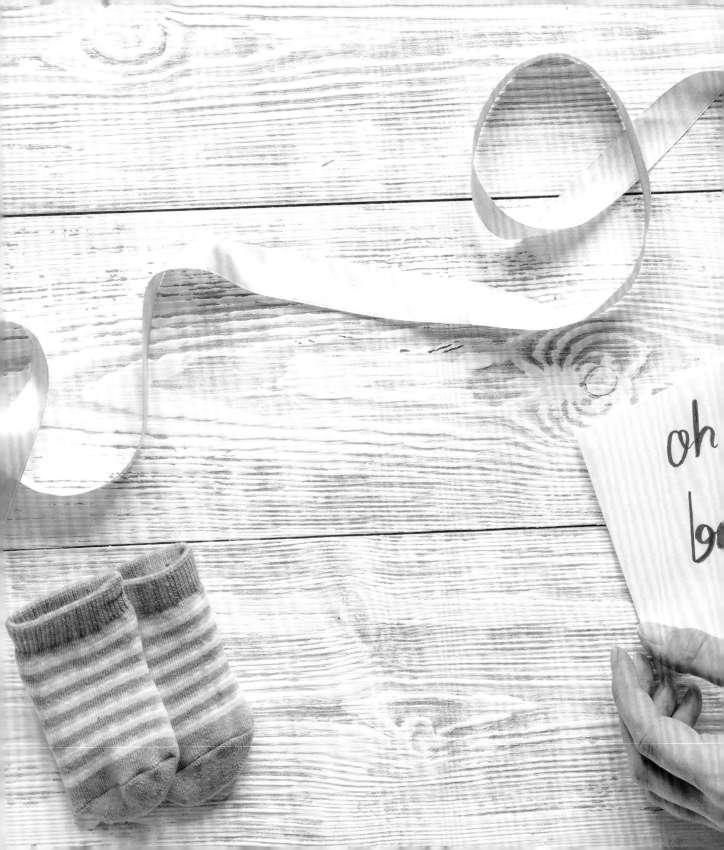

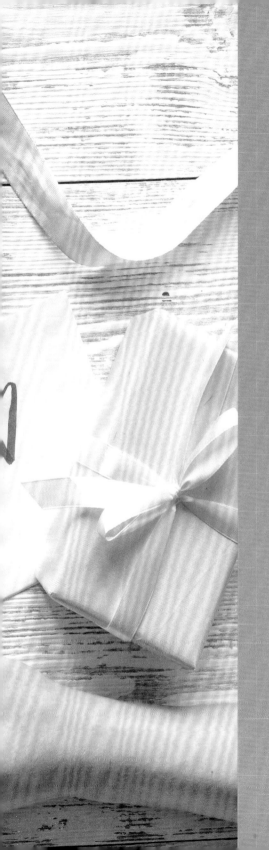

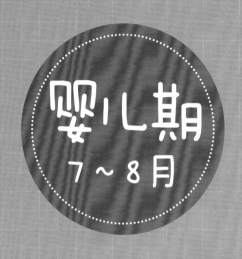

婴儿期
7~8月

　　宝宝像个小天使，他的夜晚睡眠时间更长，而且睡得更稳定，让爸爸妈妈轻松不少。他也越来越能读懂你的表情和情绪变化，越来越明白他在你心中的位置了。宝宝对事物的认识有了很大的进步，不仅能将所见的事情联系起来，还能认识到事物之间的空间逻辑关系，比如玩具藏起来是怎么回事。

宝宝7个月1周

这个月宝宝可能突然会在床上打滚了。胳膊和手的运动能力也增强了，趴着时总是伸胳膊够他前面的东西，如果够不到，还会一拱一拱地向前爬，但手脚配合还不协调。大人可用双手抬起宝宝腹部，使其手、膝着地向前爬行，宝宝很快就能学会自己爬行。他仍然喜欢把玩具放在嘴里，但已经不是吸吮而是啃了，如果长牙了，还会啃得咯吱咯吱响。

宝宝成长与发育

会站了

宝宝现在可以靠支撑站立，将物品从一只手换到另一只手，用手和膝盖将身体推起来，利用翻滚到达他想去的地方。他可能扶着东西站起来，但是要注意哦，宝宝现在还不会自己坐下，你可以教他向前弯一下腰再坐下，这样他就不会摔倒。

认知智能

这些日子宝宝开始理解一些词语的具体含义。最初的理解是将名字和人联系在一起。当小家伙听到别人在喊他的名字时，他会停止手中的"活儿"，向喊他的人看去。听到有人喊妈妈，他会向妈妈看去。不久之后，宝宝认识了日常生活中一些东西的名称，你在宝宝面前说"吃""睡觉""出门"等词，小家伙开始明白这些词指的是要干什么。进一步，他也开始理解"来""再见""欢迎"等所代表的意思，并且做出反应。甚至可以记住几个一周未见的熟人。随着认知能力的上升，宝宝喜欢探究接下来会发生什么事，

所以，他喜欢反复地玩同一个游戏或者读同一本书。你可以和宝宝重复做一些你小时候最喜欢的经典游戏。

宝宝成长发育指标

体重	身长
男婴 6.9 ~ 10.7 千克	**男婴** 66.2 ~ 75.0 厘米
女婴 6.3 ~ 10.2 千克	**女婴** 64.0 ~ 73.5 厘米

生理发展

+ 会用手及膝盖将身体推起来，前后摇动。

心智发展

+ 了解东西被藏起来时并不会消失。会模仿不同的声音与发出一连串的声音。一天到晚咿咿呀呀不停。

感官发展

+ 会两手同时各握一样东西。会用手指抓东西。

社会发展

+ 对不喜欢做的事会反抗。喜爱爸爸妈妈。

让宝宝爱吃辅食的小方法

　　半岁以后绝不能单纯以母乳喂养了，必须添加辅食。妈妈尽量改善辅食的制作方法，增加宝宝吃辅食的欲望。喂辅食时，妈妈要边喂边和宝宝交流："宝宝真乖，能吃妈妈做的饭，妈妈非常喜欢宝宝，吃饱了带宝宝出去玩。"请记住，宝宝吃辅食前不带他到户外活动，但吃完辅食一定要出去玩。这样就形成了一种条件反射：吃完妈妈的饭，就可以和妈妈一起出去玩了。这种条件反射是很有效的。

为宝宝准备学饮杯

　　到了这个阶段，就可以让宝宝使用学饮杯了。为宝宝准备一个带有吸嘴和两个把手的学饮杯，教他怎样把杯子稍稍倾斜一点儿喝水，当他不能从杯子里吸更多的水而感到灰心时，你可以把杯子上面的橡胶阀门拿掉，或者干脆把盖子拿掉，让宝宝直接从杯子里喝水。如果你还在母乳喂养，可以选择不让宝宝使用奶瓶，直接让他使用杯子。

宝宝护理

免疫力下降要防病

　　从出生后 7 个月开始，宝宝体内来自母体的抗体水平逐渐下降，而其自身合成抗体的能力又很差，因此，孩子的抵抗力逐渐下降，容易患各种感染性疾病，这时要积极采取措施增强宝宝的体质，提高宝宝抵抗疾病的能力。主要做好以下几点：按期进行预防接种；保证小儿营养；保证充足的睡眠；进行体格锻炼；多到户外活动，多晒太阳和多呼吸新鲜空气。

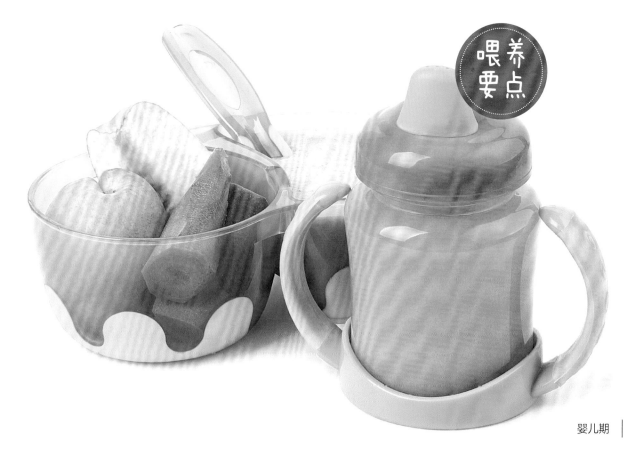

喂养要点

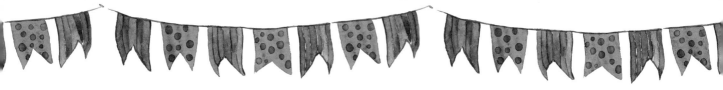

特别关注

注意防范疾病

进入第 8 个月，来自母体的抗体越来越少，宝宝现在很容易罹患疾病，所以你要尽量少带宝宝去人多的地方，遇到感冒咳嗽的人，也要让宝宝离他们远一些。如果家里有人患上传染性疾病的话，最好能有一些防护措施。

喜欢咬妈妈乳头怎么办

这个月的宝宝可能还有出牙期的不适，会咬妈妈的乳头，如果引起乳头破裂、乳腺炎就糟糕了。预防办法是：哺乳前 10 分钟给宝宝一个磨牙食品，让宝宝先啃啃，这样就不容易出现咬妈妈乳头的情况了。

辅食别加盐

对小宝宝来说，盐会增加肾脏负担，辅食要尽量清淡，尽管大人会觉得那样的食物没味儿。另外酱油也要少吃，酱油里不但有盐，还有一些细菌，宝宝的抵抗力还不足以对抗这些。

潜能开发

给宝宝唱儿歌学动作，如"小白兔，白又白，两只耳朵立起来，立呀立，跑下去"。妈妈一边唱，一边比画。这首儿歌使宝宝认识了小动物兔子，接触白色概念，熟悉耳朵的位置，知道什么是跑。妈妈可以买一只玩具兔，唱"小白兔，白又白"，然后把两只手的食指和中指伸开，做成剪刀样，放在自己头顶上，唱着"两只耳朵立起来"。这时妈妈就站起来，做出跑的样子，边唱"立呀立，跑下去"，边跑几步，让宝宝知道跑是怎么回事。

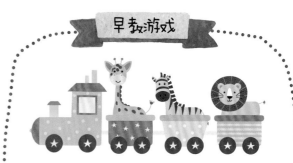

声音游戏

录制生活中常听见的各种声音，如汽车喇叭声、铃声、水声、钟声以及各种动物的叫声，播放的同时抱宝宝去观察，认识各种相应的实物或物品图片；播放宝宝及其他宝宝的哭声，观察反应。这个游戏可发展宝宝听觉的灵敏度，即对声音精细的分辨力，同时也逐渐让宝宝在不同的声音与事物间建立联系。

找到了

给宝宝看一个他最喜欢的玩具，然后再把它藏起来。鼓励宝宝寻找玩具，问问类似于"小熊维尼在天上吗？"这样的问题，然后抬头看看天。这个游戏可以提高宝宝的探索能力，促进宝宝动作思维的萌芽。

宝宝 7 个月 2 周

宝宝的感情越来越丰富了，如果你把他手中的玩具拿走，宝宝会大声地哭。但这也跟宝宝的个性有关，有的宝宝比较"憨厚大方"，拿走就拿走，不在乎，如果眼前还有别的玩具，拿起来照玩不误。宝宝白天的睡眠时间继续缩短，夜间睡眠时间相对延长。现在，宝宝体重增长速度逐渐缓慢。此时，宝宝的兴趣就是爬行，因此他一直在努力发展他的爬行技巧。也许他现在仍然是匍匐前进，用不了多久，宝宝的爬姿就会很标准了。

宝宝成长与发育

运动智能

宝宝可以坐直啦，如果你把他摆成坐直的姿势，他将不需要用手支持而仍然可以保持坐姿。翻身动作已相当灵活，一些宝宝已经学会了爬行。虽然这个时候宝宝还不能站立，但两腿能支撑大部分的体重。如果你扶着他的腋下，他能够上下跳跃。宝宝会的本领也越来越多，坐在桌子边的时候用手抓挠桌面，可以够到桌上的玩具；会撕纸、会摇动和敲打玩具，两只手可以同时抓住两个玩具。

认知智能

现在如果宝宝正对着镜子欣赏自己的形象，而你突然出现在他的身后，他很可能会转过身来找你，而不会像以前一样认为你就在镜子里。这是因为宝宝开始了解三维空间里各种事物间的关联。

而且你还会发现，他开始给玩具归类了，比如把一些较小的东西堆放在一起。还会本能地把玩具一个搭起来。等宝宝再大一些时，他还会试着把一个玩具塞进另一个玩具里面。"躲猫猫"游戏是这时期宝宝的最爱。

宝宝成长发育指标

体重	身长
男婴 6.9 ~ 10.7 千克	**男婴** 66.2 ~ 75.0 厘米
女婴 6.3 ~ 10.2 千克	**女婴** 64.0 ~ 73.5 厘米

生理发展

+ 翻身已经相当灵活了。有了爬的愿望和动作。

心智发展

+ 喜欢和妈妈做游戏。会寻找掉落的物品。

感官发展

+ 会将东西用力敲打在一起。会拍手和挥手。会手拿且操纵一种物品，同时看着另一件。

社会发展

+ 会叫喊引人注意。会拍打、微笑并试着亲吻镜中的影像。

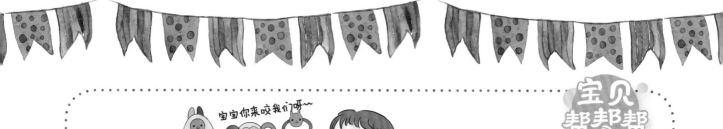

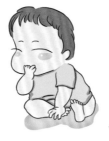

宝宝你来咬我们呀~~

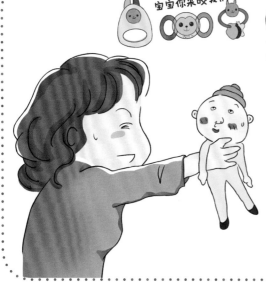

宝贝
帮帮帮

宝宝7个月2周：
干预宝宝吮吸手指？

宝宝仍频繁吮吸手指？
请进行干预。
最好的方法是转移注意力：
递玩具，做游戏
训斥或提醒只能产生糟糕的强化作用。

吃奶和辅食的安排

人工喂养儿没有贪恋妈妈乳头的问题，所以到了这个月可能很爱吃辅食了。如果宝宝一次能喝 150 ~ 180 毫升的配方奶，那就在一天的早、中、晚让宝宝喝 3 次配方奶。然后在上午和下午各加 1 次辅食，再临时调配两次点心、果汁等。

如果宝宝一次只能喝 80 ~ 100 毫升的配方奶，那一天就要喝 5 ~ 6 次配方奶。可以这样安排进食：早晨一起来就喂配方奶，9 ~ 10 点喂辅食；中午喂配方奶，午睡前喂辅食；午睡后喂配方奶，带到户外活动，点心、水果穿插喂；傍晚喂配方奶 1 次，睡前再喂 1 次。

喂养的方法并不是一成不变的，要根据宝宝吃奶和辅食的情况适当调整。两次喂奶间隔和两次辅食间隔都不要短于 4 小时，奶与辅食间隔不要短于 2 小时，点心、水果与奶或辅食间隔不要短于 1 小时。应该是奶、

喂养
要点

辅食在前，点心、水果在后，就是说吃奶或辅食 1 小时后才可吃水果、点心。

宝宝护理

宝宝干呕别担心

这个时期的婴儿如果出现干呕，可能有以下几种原因：

+ 宝宝吃手，把手指伸到嘴里，刺激软腭发生干呕。宝宝唾液腺分泌旺盛，唾液增加但不能很好吞咽，仰卧时可能会呛到气管里发生干呕。

+ 与出牙有关。出牙使宝宝口水增多，过多的口水会流到咽部，宝宝没来得及吞咽，噎着宝宝了，而引起干呕。

+ 只要宝宝没有其他异常，干呕过后，还是很高兴地玩耍，就不要紧，也不用治疗。宝宝出现干呕，妈妈就会认为宝宝可能是消化不良了，是胃口有毛病了，就给宝宝吃各种助消化药，这是没有必要的。

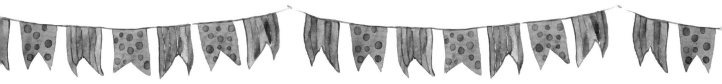

特别关注

不能放任宝宝吃手

这个月龄的宝宝大多对手指已经没有什么兴趣了，如果宝宝仍然频繁地吸吮手指，妈妈需要进行干预，最好的方法是转移注意力，把玩具递到宝宝手中，跟宝宝做游戏等。千万不要训斥或提醒宝宝，也不要试图跟宝宝讲道理，这样做只能起到糟糕的强化作用。

勤检查奶嘴，防止窒息

人工喂养的宝宝，要勤于检查奶嘴有无破损，及时更换，以免脱落的乳胶卡住宝宝，引发窒息。

训练宝宝使用杯子喝水

宝宝自己用杯子喝水，可以锻炼其手部肌肉，发展其手眼协调能力。但是，这个阶段的宝宝大多不愿意使杯子，因为以前一直使用奶瓶，所以会抗拒用杯子喝奶、喝水。即使这样，父母仍然要适当地引导宝宝使用杯子。

首先给宝宝准备一个不易摔碎的塑料杯或搪瓷杯，杯子的颜色要鲜艳、形状要可爱，且宝宝易拿握。可以让宝宝拿着杯子玩一会儿，待宝宝对杯子熟悉后，装上奶、果汁或者水，将杯子放到宝宝的嘴唇边，然后倾斜杯子，将杯口轻轻放在宝宝的下嘴唇上，使杯子里的奶或者水刚好能触到宝宝的嘴唇。

如果宝宝愿意自己拿着杯子喝，就往杯子里放少量的水，让宝宝两手端着杯子，成人帮助他往嘴里送，要注意让宝宝一口一口慢慢地喝，喝完再添，千万不能一次给宝宝杯里放过多的水，避免呛着宝宝。如果宝宝对使用杯子表示强烈的抗拒，爸爸妈妈就不要继续训练宝宝使杯子了。如果宝宝顺利喝下了杯子里的水，爸爸妈妈要表示鼓励、赞许。

潜能开发

用做游戏的形式开发宝宝的潜能，如玩藏猫猫游戏，爸爸藏在不同的角落或房间，妈妈抱着宝宝寻找，边找边不断地说："爸爸藏到哪里去了呢？让我们看看是不是在那个房间里。"让宝宝感受到空间的距离。如果爸爸藏在某个角落，可以不断小声地说："爸爸在这里，宝宝能找到吗？"妈妈这时就对宝宝说："爸爸的声音是从哪里传出来的呀？"宝宝就会倾听爸爸的声音。这个游戏可使宝宝学会循声找人。

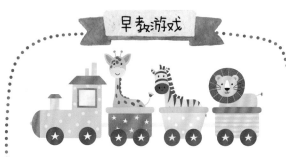

早教游戏

坐稳

让宝宝坐在床上，旁边放几个小玩具，宝宝能用双手去摆弄玩具而不用手去支撑身体。妈妈在宝宝身后同宝宝说话，引宝宝转动头和身体去看妈妈，爸爸在另一侧用玩具引逗，又使宝宝的头和身体转向另一侧。如果宝宝的头和身体向内侧转动之后仍能稳住重心，则说明宝宝坐着的稳定性良好。能坐稳的宝宝可以更方便地获取信息，从视听、手摸、嘴啃、脚踢等多方面去认识事物，所以认识事物的范围扩大，程度加深。7 ~ 12 个月宝宝的认知、语言、与人交往、处理问题的能力都比以前发展加快。

宝宝7个月3周

宝宝像个小精灵，他能看懂你的表情和你情绪的变化，并且非常清楚自己在你心目中的位置呢。宝宝见到生人会一脸严肃，而且更不愿意与妈妈分离。不用担心，这并不是说明你的宝宝没有安全感，而是宝宝还处在依恋高峰期。出门前，你要给宝宝拥抱和亲吻，告诉他你一会儿就会回来。当别人在对话中提到他的名字时，他能听得出来，并会转向叫他名字的那个人。现在，宝宝依然是双手并用，有时会用右手捡东西，接着又用左手，他不会区分左右手。

宝宝成长与发育

运动智能

宝宝多爬会更聪明。如果学爬时宝宝的腹部还不能离开床铺，你可以用将一条毛巾放在他的腹下，然后提起腹部，开始手膝爬行。等小腿肌肉结实后，就会渐渐变成手足爬行。爬行不但轮流锻炼了四肢的耐力，而且能增强小脑的平衡与反应联系，这种练习对宝宝日后学习语言和阅读会有良好的影响。宝宝爬得好，别忘了要拥抱和亲吻他以资鼓励。

个性发展

对陌生人的焦虑是宝宝越来越了解身边世界的一种表现。所以，当宝宝表现出分离焦虑，不愿与你开，不愿接近其他人的时候你不必为此担忧。如果你要外出办事，而宝宝需要待在家里时，你可以在出门前给他拥抱和亲吻，告诉他你一会儿就会回来的。虽然他还不明白你会不会回来，但你的爱和亲吻能够安慰宝宝，帮他度过你不在的这段时间。

宝宝成长发育指标

体重
男婴 6.9～10.7 千克
女婴 6.3～10.2 千克

身长
男婴 66.2～75.0 厘米
女婴 64.0～73.5 厘米

生理发展
+ 即使没有物体来支撑也可能会坐得很好。

心智发展
+ 开始了解一个和多个之间的差异。将行为已知部分和新行为结合起来。

感官发展
+ 会分辨气味，会用眼睛追随快速移动的物品。

社会发展
+ 将不喜欢的东西推开。借助看和听来模仿人及行为。

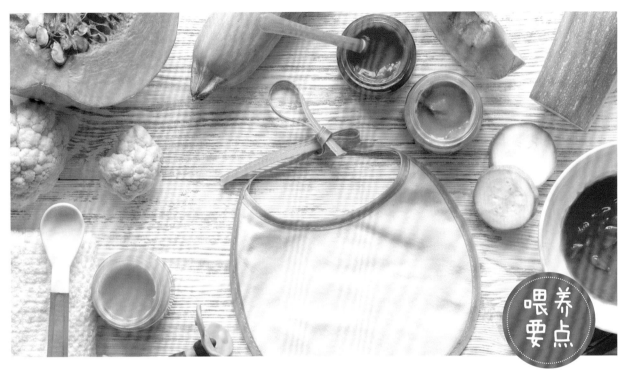

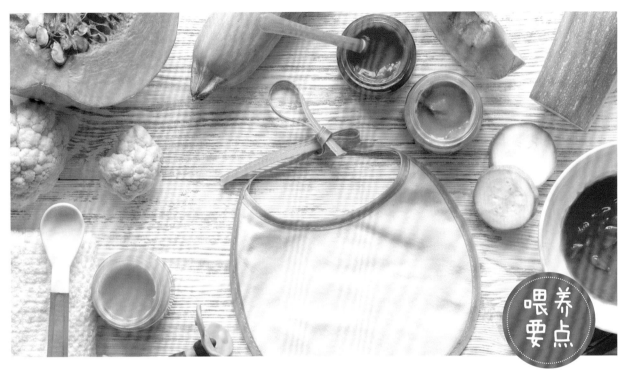

越来越丰富的辅食

本月宝宝除了继续添加上个月添加的辅食，还可以添加肉末、豆腐、一整个鸡蛋黄、一整个苹果等水果、猪肝泥、鱼肉丸子、各种菜泥或碎菜。未曾添加过的新辅食，不能一次添加两种或两种以上；一天之内，也不能添加两种或两种以上的肉类食品、蛋类食品、豆制品或水果。

喂养要适度

宝宝喂养要讲求一个度。有的妈妈希望宝宝吃得越多越好，认为只有吃得多营养才会好，才会更聪明。其实吃得太多会造成婴儿肥胖，婴幼儿时期肥胖是成年肥胖的重要原因。肥胖不仅会使宝宝动作笨拙，限制了活动量，更会加重身体及脏器的负担，神经系统发育也会受到影响。吃得过量还会引起小儿积食，从而引起发热等各种相关疾病。

另外，当宝宝吃得少时妈妈也用不着太焦虑，确实不想吃时少吃一些不会影响生长发育。倒不如让他的肠胃休息一下，等真正饿了宝宝便会主动吃东西的。

宝宝护理
对付咬乳头的好办法

学习几招防宝宝咬乳头：孩子 6 个月左右长牙，有时会拿妈妈的乳房当磨牙工具。如果孩子咬了你，虽然你的第一个反应会是大声惨叫着把他推开，但这却会让你自己更痛，因为乳头还含在他的嘴里。这时，如果宝宝不是被你的惨叫声吓呆或者吓哭，就是被这样的反应逗乐了，正对你坏笑呢！聪明的办法是把他拉近你的身体，这样他的鼻子被你的皮肤堵住，为了呼吸，他不得不松口。然后，你可以把他从怀里推开，坚定明确地告诉他这样会让妈妈很痛，不能咬人。

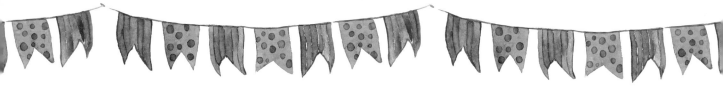

特别关注

培养宝宝的独立意识

也许你认为这么小的宝宝不可能独立做一些事情，事实上，宝宝目前已经可以自己去拿玩具，自己吃手指饼干等东西了，锻炼宝宝自己做一些事情可以很好地培养宝宝的独立精神。

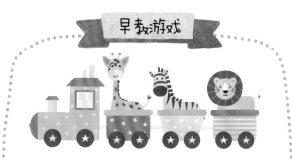

早教游戏

认识第一个身体部位

教宝宝与人握手，告诉宝宝"伸手"，并引导宝宝伸出手来同人相握。如果宝宝懂得在妈妈说"手"时伸手，就认识了身体的第一个部位。多温习几天，让宝宝认识身体的第一个部位——手。

测试观察能力

突然拿走宝宝的玩具，观察宝宝的反应。如果宝宝会吵闹，则表明他觉察到玩具被拿走，以此来测试宝宝的观察能力。这是婴儿智力测验的一道题。当然，前提是这个玩具是宝宝喜欢、感兴趣的，否则不能达到预期的测试目的。

不要总是抱着宝宝

这样会限制他的活动。也不要轻易打扰他的活动，要给宝宝提供自己锻炼的机会，这样他的能力才会迅速发展。

潜能开发

继续玩照镜子的游戏，教宝宝认识身体各部位的名称和功能。妈妈可先说："宝宝的鼻子呢？"这时就指着宝宝的鼻子说："鼻子在这里。"这要比指着宝宝的鼻子说"这是鼻子"又进了一步。让宝宝有一个思考的过程，培养宝宝思维能力。宝宝对镜子里的妈妈开始有了认识，镜子里的妈妈和抱着他的妈妈是一个人。当妈妈问宝宝的鼻子在哪里，宝宝能用手指着鼻子，那可是太大的进步了，妈妈应该非常高兴地亲宝宝，大加赞赏，鼓励宝宝反复练习。

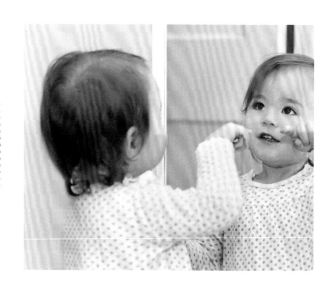

宝宝 7 个月 4 周

现在宝宝可以很平稳地独坐了，两只手握着玩具玩耍，也不再需要物体支持身体。这些动作看似平常，但对宝宝来说却是一个"里程碑"。这段时间，你的宝宝逐渐能够表现喜好与厌恶。他可能会避开他不喜欢的玩具，或哭着要一样他想要但却没有的玩具。宝宝甚至开始探索原因和结果的关系，他开始了解，当他以同样的方式重复某个行为时，几乎总是会带来同样的结果。他开始意识到自己的身体和运动的关系，会踢悬挂着的玩具，开始学会把所学的本领运用到新的活动中去。

宝宝成长与发育

主动模仿说话声

宝宝开始主动模仿说话声了，爸爸妈妈千万不要错过这个时期，参与宝宝的语言发育过程非常重要。宝宝通常整天或几天一直重复这个音节，直到学习下一个音节开始。现在他对你发出的声音非常敏感，并尝试跟着你说话，你可以像教他叫"爸爸"和"妈妈"一样，耐心地教他一些简单的音节，诸如"猫""狗""热""冷""走""去"等词汇。

情感更丰富了

宝宝可能已经学会向熟悉的人送上一个飞吻，如果你鼓掌表示喜欢，宝宝还会再重复这个动作。这个动作一定让你非常开心。在接下来的几个月里，宝宝开始学着去判断和模仿情绪，并且还会流露出最早的同情心。比如，在他听到有人哭时，他可能也会跟着

哭起来。在今后的几个月，甚至几年里，你待人接物的方式都是宝宝模仿的对象，所以妈妈要注意自己的言行哦。

宝宝成长发育指标

体重
| **男婴** 6.9 ~ 10.7 千克 |
| **女婴** 6.3 ~ 10.2 千克 |

身长
| **男婴** 66.2 ~ 75.0 厘米 |
| **女婴** 64.0 ~ 73.5 厘米 |

生理发展
+ 靠着东西时，可放开双手站立。

心智发展
+ 能回想过去的事件。能解决简单的问题，如通过拉扯来拿到东西。

感官发展
+ 有强烈的运动欲望。

社会发展
+ 可能会试着利用父母获得东西。模仿他人嘴巴与下颚的动作。

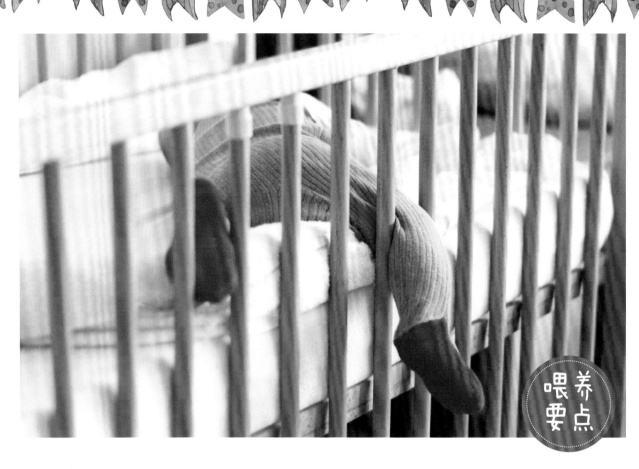

喂养要点

该吃半固体食物啦

　　无论是否长出乳牙，都应该给婴儿吃半固体食物了。软米饭、稠粥、鸡蛋羹等都可以给宝宝吃。许多宝宝到了这个月就不爱吃烂熟的粥或面条了，妈妈做的时候适当控制好火候。如果宝宝爱吃米饭，就把米饭蒸得熟烂些喂他好了。爸爸妈妈总是担心宝宝没长牙，不能嚼这些固体食物，其实宝宝会用牙床咀嚼的，能很好地咽下去。

宝宝护理

让宝宝独立睡的准备

　　要是你的宝宝晚上睡在另一个房间里，他可能会因与你分离而不安。所以在你把他放到床上之前，最好养成一套可以遵循的睡前程序。每天重复一系列固定的活动，宝宝能知道接下来会发生什么，可以从浴室或起居室开始，在宝宝睡觉的地方结束。这些习惯能给宝宝他所需要的安全感，使他更容易入睡。即使以后带宝宝去别人家住，也要尽可能坚持这样的习惯。

小肚子别着凉

　　宝宝的肚子比较容易受凉，即使在夏天，当宝宝睡觉时，也要给宝宝盖上层薄薄的毛巾被，避免着凉。若是宝宝穿睡衣睡觉，需特别注意裤腰带的松紧，不要过紧或过松。

防止宝宝从床上摔下来

　　不要让婴儿自己在床上玩耍；婴儿在没有栏杆的床上睡觉，妈妈一定要在身边，防止宝宝醒后掉到床下。切记不要把能够堵住婴儿呼吸道的物品放在宝宝能够拿到的地方，尤其是塑料薄膜。

特别关注

给宝宝一个安全的活动空间

　　尽量把不安全的因素全部解除，让宝宝在家里自如活动，练习爬行不但能轮流锻炼四肢的耐力，而且能锻炼小脑的平衡与反应，这种练习对宝宝日后学习语言和阅读会有良好的影响。

保护宝宝的脑袋

　　宝宝是最勇敢的探险家，在宝宝到处探索的过程中，如果家长没有小心看护，宝宝就很容易摔跤。因为婴儿的脑袋很大，摔的时候往往会大头朝下，家长要时刻小心。

流口水是口腔炎还是出牙引起的

　　判断方法是，口腔炎可以在口腔看到溃疡面或疱疹，而且大多会发热，出牙则没有以上这些症状。

潜能开发

　　帮助婴儿逐渐建立起语言与动作的联系。教宝宝每种能力时都要使用确切的语言。如客人走了，要教宝宝说再见，并教宝宝做出再见的动作。如果外公外婆给宝宝送东西来了，要教宝宝说谢谢，并教宝宝做出谢谢的动作。这不但锻炼了宝宝的语言能力，还使**宝宝与人交往**能力得到了提高。听到小动物叫声时，要指着耳朵，问宝宝："听到小狗叫了吗？"使宝宝明白耳朵是用来听声音的。宝宝已经认识了一些玩具和日常用品，妈妈有意让宝宝把奶瓶、小勺、布熊、拨浪鼓递过来，让宝宝能在几件物品中找到对应的。

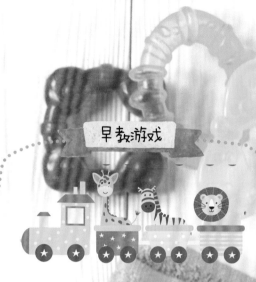

早教游戏

敲击游戏

　　可以帮助宝宝感受敲击的动作和声音之间的关系，也可锻炼宝宝手臂的力量。妈妈将装积木的筐放在宝宝面前，让他从中取出一块积木递给你。你接过积木后，让宝宝再拿出来一块，再接过来。反复两三次后，你用双手敲击两块积木，给宝宝做个示范，鼓励他敲击手里的积木。这个游戏可以满足此阶段宝宝喜欢传递物品的愿望，有利于精细动作的发展。

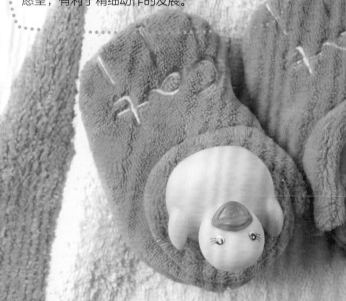

宝宝的辅食——可以吃蛋黄啦

这个月的宝宝可以开始吃蛋黄啦，在单独添加蛋黄后宝宝没有出现如腹泻、呕吐、出疹子等异常现象后，妈妈就可以放心给宝宝添加蛋黄了。不管宝宝长出几颗乳牙，妈妈都应该给宝宝吃较上月颗粒粗糙一些的辅食了，如菜粥、肉粥、烂面条等，以增加宝宝咀嚼能力的训练。

蛋黄嫩豆腐碎

食材：
南豆腐 50 克
鸡蛋 1 个（取蛋黄用）

做法：
1. 南豆腐放入沸水中焯煮 3 分钟，捞出。
2. 鸡蛋洗净、煮熟后取蛋黄。
3. 将南豆腐和蛋黄混合搅拌成细粒即可。

营养小贴士：宝宝对豆腐中的蛋白质消化吸收率很高。与蛋黄组合后营养更加丰富，但不能构成宝宝独立的一餐，要与主食合理搭配。

番茄疙瘩汤

食材：
面粉 50 克
鸡蛋 1 个（取蛋黄用）
番茄 1/2 个

做法：
1. 往面粉中慢慢地加水，边加水边用筷子快速搅拌，成细小的絮状。
2. 番茄去皮切碎，加 1 碗清水煮沸，倒入拌好的面絮，充分煮软烂，最后淋入打散的蛋黄液即可。

营养小贴士：软烂的疙瘩汤非常适合宝宝的肠胃。

香菇鸡肉粥

食材：
大米 30 克
鸡脯肉 30 克
鲜香菇 1 朵

做法：
1. 鲜香菇洗净，去蒂，剁碎；鸡脯肉洗净，剁成泥状。
2. 大米淘洗干净，加适量清水，置火上煮沸后，转小火熬煮15分钟。
3. 加入鲜香菇碎和鸡肉末，继续熬至黏稠软烂即可。

营养小贴士：香菇具有高蛋白、低脂肪、多糖、多种氨基酸和多种维生素的营养特点，常吃能促进钙的吸收，并可增强宝宝抵抗疾病的能力。

双色段段面

食材：
儿童面条 20 克
白菜叶 10 克
胡萝卜 10 克

做法：
1. 白菜叶和胡萝卜分别氽烫熟后切碎。
2. 儿童面条掰成小段，放进沸水汤锅里煮至软熟。
3. 出锅前将菜碎加入煮好的面条中即可。

营养小贴士：白菜含丰富的维生素 C，还含有钙、磷和铁等微量元素，与胡萝卜混合在面条里颜色好看，营养也更加均衡。

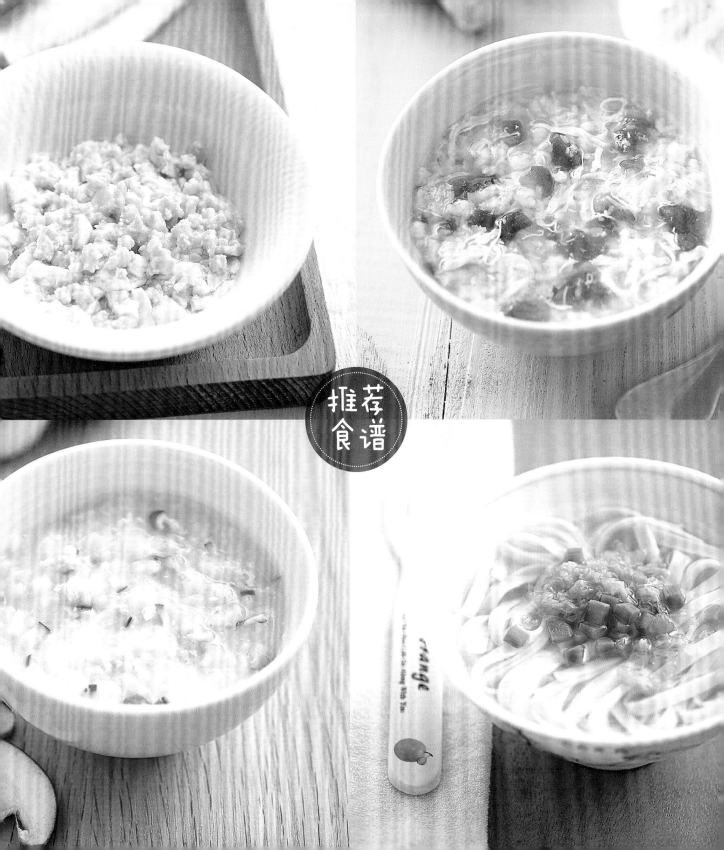

推荐
食谱

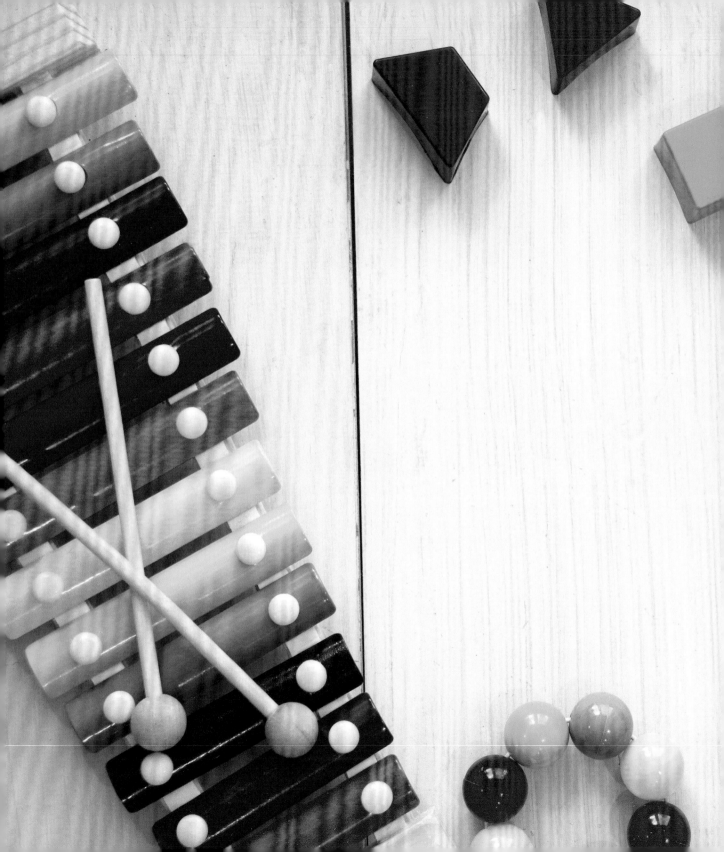

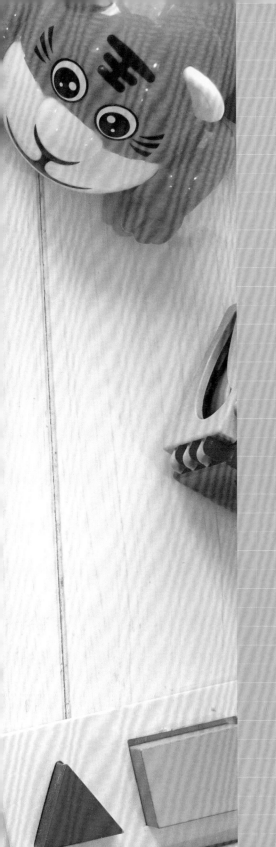

婴儿期
8～9月

　　满 8 个月的宝宝，运动能力更强了，显得更加活跃，醒着时一刻也不停息地运动。可以在没有任何支撑的情况下坐起，并且坐得很稳。更厉害的是他已经可以随意翻身，一不留神他就会翻动，可由俯卧位翻成仰卧位，或由仰卧位翻成俯卧位。所以，安全问题是妈妈要重点考虑的，在任何时候都不要让宝宝独处。过去，也许你的宝宝对身边的小朋友没有多大的兴趣，从现在开始，宝宝可能开始喜欢小朋友了，看到小朋友会高兴得小脚乱蹬，去抓小朋友的头或脸。

宝宝8个月1周

如果把一张爸爸妈妈的照片给宝宝看，他会认出照片上的爸爸妈妈并高兴地拍手，而看到别人的照片则反应比较平淡。你的宝宝也许能够扶着家具自己站立起来了。事实上，如果让你的宝宝靠沙发站着，他已经能够支撑自己了，只管他可能是因为十分害怕摔倒才站住的。精细动作方面，宝宝坐着时能够用两手摆弄手里的东西，能自由放下或拿起物品，两手能互递物品，可以用拇指和食指捡起小东西。

宝宝成长与发育

学会爬啦

宝宝的运动能力达到一个新的"里程碑"——他学会爬了。通常，宝宝先学会用手带动自己，然后用手和膝盖把自己支撑起来，他会尝试挪动膝盖让自己向前或者向后移动。看宝宝爬很有意思，因为有的宝宝向后倒着爬，有的宝宝原地打转，还有的是匍匐向前，不过这都是学习爬行要经历的一个过程，所以妈妈看到宝宝向后爬不要大惊小怪哦。

自相矛盾的宝宝

8个月大的宝宝有时似乎陷入自相矛盾中了。一方面，宝宝可能开始坚持自己的独立性：如果他不想要什么东西时，就会把你推开；他讨厌你把他抱在腿上，想自己摇晃着走开；他坚持自己试着去拿东西，即使他还够不到。可另一方面，到了下一分钟，宝宝可能

又会一直跟着你，想要待在你身边，不愿意让任何外人抱，对陌生人更是非常警惕。

宝宝成长发育指标

体重
男婴 7.1 ~ 11.0 千克
女婴 6.5 ~ 10.5 千克

身长
男婴 67.5 ~ 76.5 厘米
女婴 65.3 ~ 75.0 厘米

生理发展
+ 被抱成站姿时会将一只脚置于另一只脚前。

感官发展
+ 会用手指扒开小东西，然后再用手捡起。

心智发展
+ 了解简单的指示。会摇头表示"不"。

社会发展
+ 不喜欢被限制住。见到熟悉或喜欢他的大人会伸出手臂。

鱼肝油要适量

这个月宝宝营养需求与上个月没有什么差异。辅食量、奶量也无增加。食量大的宝宝从这个月开始变成小胖墩，可能发生积食。食量小的宝宝，会让父母认为得了厌食症，可能会被判为营养缺乏。个别宝宝可能因缺乏铁元素而有轻微的贫血。缺钙的可能性不大。有的父母认为鱼肝油和钙是营养品，认为补得越多越好，这是错误的。补充过量的鱼肝油和钙可导致中毒。维生素 A 过量可出现类似"缺钙"的表现，如烦躁不安、多汗、全身疼痛，尤其是肢体疼痛、食欲降低。维生素 D 过量可导致软组织钙化，如肝、肾、脑组织钙化。

在喂奶前喂新食物

虽说 7 ~ 9 个月宝宝的消化能力已有了一定发展，但辅食添加仍要遵循从少到多、每次加一种、循序渐进的原则。待宝宝适应且没有不良反应后，再增加另外一种。应特别注意的是，宝宝只有处于饥饿状态下才更易接受新食物。所以宝宝的新食物应在喂奶之前喂食，还要让宝宝逐渐识别各种味道。两餐内的辅食内容最好不一样。肉与菜的混合食物现在可开始尝试添加了。

宝宝饮食要清淡

宝宝的食物中依然不宜加盐、味精等调味品。此时宝宝肾脏功能尚不成熟，盐会使肾脏负担加重；当钠离子浓度高时，会造成血液中钾的浓度降低，导致心脏功能受损，所以这个时期宝宝应尽量避免用调味品。

母乳减少则减少哺乳次数

尽量分配在清晨、睡前和晚上睡觉的时候喂宝宝，平时奶不多的话不要总让宝宝含着乳头，以免形成乳头依恋，不好断奶。

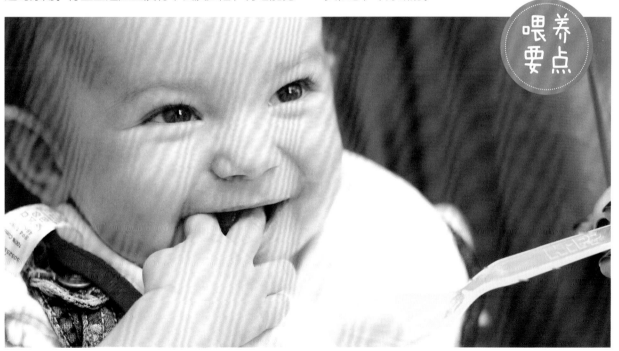

喂养要点

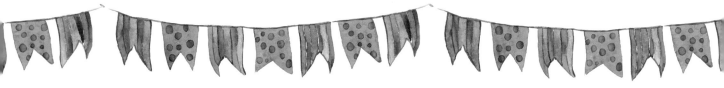

宝宝护理

对学步车说"NO"

宝宝发育的自身规律与神经、肌肉发育的成熟度及视力发育密切相关。俗话说"七滚八爬周会走"，宝宝刚能坐时，就被妈妈们抱进学步车里学走路，这违背了孩子的自然成长规律。虽然妈妈们轻松了，认为这样自己既可以做家务，又可以让宝宝学习走路，一举两得。殊不知，这种态度会影响宝宝的未来，甚至对其一生造成负面影响。

宝宝长期坐学步车，经受爬的训练少，很容易造成宝宝的感觉失调。宝宝坐学步车时，他全身的重量都压在了双脚上，长期下来后，很容易引起下肢畸形，也容易养成足内翻或者是足外翻的习惯。坐学步车的宝宝平衡掌握得不好，只要孩子离开学步车，会站不稳，因为学步车的支撑，没有让孩子经受平衡训练的机会。所以，要对学步车说"NO"。

特别关注

宝宝夜里小便次数增多

宝宝现在晚上起来很少吃奶了，大部分是想小便，这不是宝宝尿频，而是宝宝在为不尿床做准备。

生理性腹泻几乎没有了

宝宝大多已经能接受辅食，肠道菌群日益稳定，生理性腹泻几乎没有了。

潜能开发

宝宝的手指活动能力与智力发展密切相关，父母要锻炼宝宝的动手能力，如让婴儿拿各种物品，锻炼宝宝用拇指和食指捏取小的物品。这是很重要的一个动作，要反复不断地让宝宝练习。拇指和食指对捏动作是婴儿两手精细动作的开端。能捏起越小的东西，捏得越准确，说明宝宝手的动作能力越强，开展精细动作的时间越早，对大脑的发育越有利。

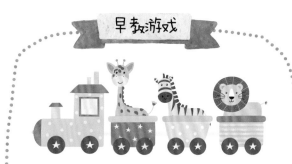

看图识物

抱着宝宝看墙上的挂图，妈妈说出一个名称，让宝宝用手去拍图画，宝宝最先学会指认最喜欢的图画或照片。反复练习，让宝宝理解语言，学会认图像，这样能扩展认物的范围。

禁止意识训练

喂宝宝吃东西时，可以握着宝宝的手，轻摸容器的外壁，感受"烫"的感觉并告诫"烫，不能动"，从而懂得不能动手去摸烫的碗，以免受伤；新买来的积木用大蒜在上面擦几下，让宝宝闻一闻，告诉"辣，不能吃"，重复几次，宝宝就不会再把积木放到嘴里啃。让宝宝学会保护自己，抑制自己的行动。

宝宝8个月2周

宝宝喜欢看电视上的广告，能盯着广告片看上几分钟。宝宝像个小外交家，喜欢让人抱，但也有些宝宝更加认生了。宝宝扶着床头的栏杆可以站起，但还不会自己向前迈步。到这个月底时，有的宝宝可以离开搀扶物独站几秒钟。很多宝宝还不会有意识地叫妈妈，但是会模仿妈妈的简单发音。宝宝对小东西非常感兴趣，他能把纸撕碎并放在嘴里吃。

宝宝成长与发育

小手技能高超

宝宝到这个阶段，小手技能已经非常高超了，基本上已经可以很精确地用拇指和食指、中指捏东西。在摆弄物体的过程中，宝宝对事物的认识提高了，既锻炼了手，更锻炼了脑。如果妈妈演示给他看，他甚至会像妈妈一样做捏响指的动作。宝宝的本领还不止这些，观察一下，看看这些技能宝宝是否已经掌握：

+ 能同时摆弄两个物体，如把小盒子放进大盒子，用小棒敲击铃铛，两手对敲玩具等；
+ 会捏响玩具，也会把玩具给指定的人；
+ 展开双手要大人抱；
+ 用手指抓东西吃。将东西从一只手换到另一只手；
+ 不论什么东西在手中，都要摇 摇或猛敲；
+ 宝宝各种动作开始有意向性，会用一只手去拿东西；
+ 手眼能协调并联合行动，宝宝的手变得更加灵活，会使劲用手拍打桌子，对拍手发出的响声感到新奇有趣，能伸开手指；
+ 主动地放下或扔掉手中的物体，而不是被动地松手，即使大人帮他捡起他又扔掉。

喜欢看东西掉落

宝宝还喜欢看东西掉落下来，然后又被捡起来，然后又被扔下去，当然，玩这个游戏是要你来捡的。他不是有意要惹你生气，只是觉得这种场面很有趣，自然想一遍一遍地重复看。

宝宝成长发育指标

体重	身长
男婴 7.1 ~ 11.0 千克	**男婴** 67.5 ~ 76.5 厘米
女婴 6.5 ~ 10.5 千克	**女婴** 65.3 ~ 75.0 厘米

生理发展

+ 抓着东西时能站起来。能在椅子上坐得很好。

心智发展

+ 可能记得前一天玩过的游戏。

感官发展

+ 用双手去拿大的东西。能一手一个捡起并操纵两样东西。

社会发展

+ 会想要在父母身边玩。会自己吃一些食物。

嚼过的食物喂宝宝不可取

很多家长，特别是老人，总怕有些食物宝宝嚼不烂，而把食物自己嚼过以后再给宝宝吃。这样的做法是极不可取的。成人的口腔中有细菌，即使刷牙也不能把它们全清除掉。这些细菌对成人没有影响，但宝宝抵抗力低，经常吃成人嚼过的食物，可能生病。

另外，由于食物经成人咀嚼后，混入唾液，使食物变成糊状，宝宝不必进一步咀嚼，这样极不利于孩子颌骨、牙齿以及唾液腺的发育，长期会造成消化功能低下，影响食欲。

喂养要点

宝宝护理

再三提醒的安全问题

这个月婴儿手的活动能力明显增强，发生气管异物的危险也增加了。衣服上的纽扣、小饰物、小带子、玩具上的螺丝、各部位的零部件、粘贴的商标、塑料娃娃眼睛、金属响笛等，都可能成为气管异物。

特别关注

宝宝出牙晚别着急

有的宝宝出牙很早，4个月的时候就出牙了，有

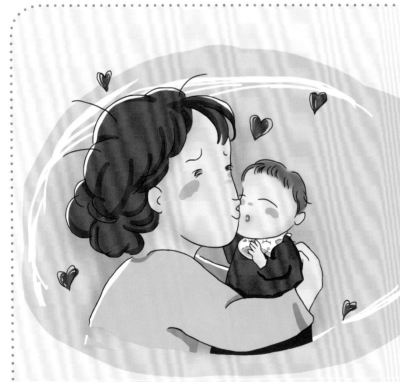

宝贝帮帮帮

宝宝8个月2周：

把食物嚼过后再给宝宝吃极不可取，成人口腔里有很多对宝宝有害的细菌，喂宝宝嚼过的食物既不卫生又不利于孩子骨骼和唾液腺的发育。

的宝宝到现在还没有萌出牙齿，只要宝宝一切状况良好，爸爸妈妈就不必心急。

宝宝抠嘴需要干预

也许是因为出牙牙龈不适，也许是玩儿，宝宝会把小手伸到嘴巴里，往往引起干呕，这时候妈妈只要把宝宝的手拿出来，示意妈妈不同意这么做就可以了，转移注意力比训斥的效果要好得多。

告诉宝宝打人是不对的

这个月的宝宝兴奋了会拍打看护人的脸，这时要告诉宝宝这么做不对，会让人不舒服，避免宝宝养成打人的习惯。

潜能开发

对于这个月宝宝的潜能开发，仍然应该让宝宝在快乐地玩中学，在有趣的游戏中发挥最大的潜能，不能拔苗助长，也不能让宝宝接受太多的超前教育。传授婴儿知识不是目的，应该全方位地训练婴儿的综合能力。

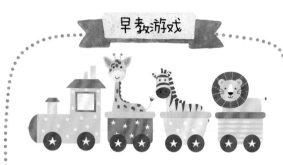

早教游戏

传物游戏

妈妈拿着一件宝宝最喜欢的玩具，然后告诉宝宝"把你手中的苹果给妈妈，妈妈把玩具给你"，这样宝宝会很乐意用苹果换回自己喜欢的玩具。或全家人围在一起，把小车推过去，让宝宝递给爸爸；把小球滚过去，让宝宝传给妈妈；把布娃娃扔过去，让宝宝丢给奶奶，以此类推。如果宝宝做对了，就抱起来亲亲，奖励一块小点心。让宝宝练习把东西递给指定的人。同时让他知道，把自己的东西递给别人自己还会得到另一样新东西，从而建立起交换的概念，因而愿意帮人传递，与人分享。

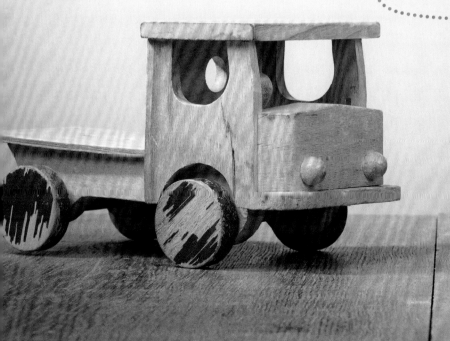

宝宝 8 个月 3 周

宝宝看的能力进一步增强，对看到的东西有记忆能力，不但能认识父母的长相，还能认识父母的身体和父母穿的衣服。宝宝对外界事物能够有目的地去看了，不再是泛泛地有什么看什么，而是有选择地看他喜欢看的东西，如在路上奔驰的汽车、玩耍中的儿童。宝宝对于坐及其相关技巧越来越熟练。他可以从躺着变成坐姿，也可以轻易地向前倾身，从俯卧改为坐立。宝宝现在可能会到处爬动了，他可以一边爬一边转身及改变方向，甚至可以手上拿着玩具爬。

宝宝成长与发育

现在能看清楚了

每过一天宝宝都有新的变化，他现在能看清楚房间另一头的人和物了，当然宝宝还是看近处的东西最清楚。他的视力在视觉清晰度和对深度的感知方面都已接近成人水平了。他也许能看见在房间另一边地上的玩具，并想办法试着向玩具爬过去。

宝宝的"善变"行为

宝宝对身边的每个事物都充满好奇，但他的注意力难以持续，很容易从一个活动转入另一个活动。对于宝宝"善变"的行为，妈妈要拿出足够的耐心。宝宝的认知发育越来越成熟了，他喜欢对镜子中的自己拍打、亲吻和微笑，会移动身体拿自己感兴趣的玩具。小小的他甚至懂得大人的面部表情，你夸奖时会微笑，训斥时会表现出委屈。

给宝宝安全感

有时候，宝宝遇到他不能理解的事物时会表现出害怕的样子。比如：叮当作响的门铃声或炉子上水壶的鸣哨声。每当这种情况出现时，你要做的最重要的事就是安慰宝宝，让他不再害怕。轻声地告诉宝宝：你就在他身边，他是安全的。给宝宝一个拥抱，把他搂在怀里，也许他就没事了。

宝宝成长发育指标

体重	身长
男婴 7.1 ~ 11.0 千克	**男婴** 67.5 ~ 76.5 厘米
女婴 6.5 ~ 10.5 千克	**女婴** 65.3 ~ 75.0 厘米

生理发展
+ 会一手拿着东西爬，爬时会转过来。

感官发展
+ 两只手能够拿物品对敲。

心智发展
+ 看到藏匿的玩具时会将它拿出来。

社会发展
+ 会选择要玩的玩具。会模仿一些声音，如咳嗽声、嘘声。会用杯子喝东西。

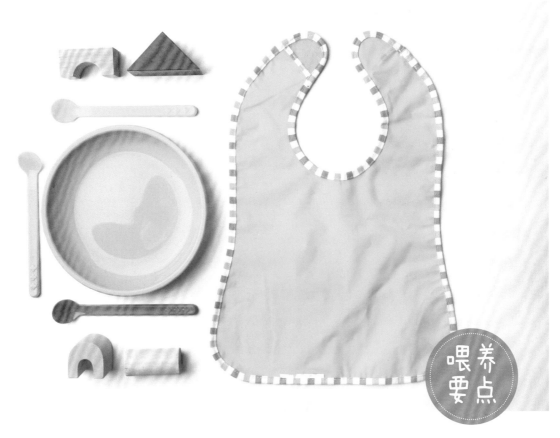

喂养要点

可减配方奶增加辅食

从宝宝 8 个月起，配方奶喂养的宝宝吃奶次数可减少到每天 3 次，时间一般为上午 10 时、下午 2 时和 6 时。如果是母乳喂养，次数也可以酌情减少到每天 3 ~ 4 次。此时由于宝宝的胃液已经可以充分发挥消化蛋白质的作用，因此可多添加些蛋白质类辅食，如豆腐、瘦肉末、奶制品等。

这时有的宝宝甚至开始尝试自己动手吃饭，虽然他可能把饭弄得到处都是，但不要因此而放弃训练宝宝的能力。可选择一个漂亮的小围嘴或罩衣。这样可以很快培养宝宝对食物的兴趣。

找好时机喂辅食

宝宝喜欢和大人一起吃饭，妈妈可以利用这个特点，在大人午餐和晚餐时添加两次辅食。

宝宝护理

多与宝宝互动

不要把宝宝扔给电视或者光盘，要多跟宝宝互动，这样才能促进宝宝语言能力的发展。

扩大活动范围

可以扩大宝宝户外活动的范围，带宝宝到公园去，让他看到更多外面的风景。

婴儿期 | 135

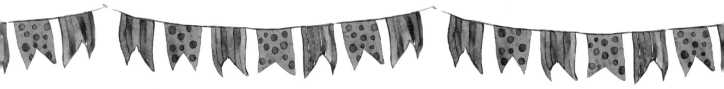

特别关注

小心关节脱位

直接拉宝宝手或胳膊时如果用力过猛，有可能导致宝宝关节脱位。妈妈可以给宝宝一个圆环，让宝宝抓着圆环坐起来，这样力量由宝宝自己掌握，可避免发生关节脱位的危险。

宝宝腹泻需要及时就医

这个月，宝宝几乎没有生理性腹泻了，如果发生大便异常，稀水样，次数多，就需要及时就医，但不要盲目用抗生素，除非是确诊细菌性腹泻。另外，如果宝宝除了腹泻外没有别的异常，就不要带宝宝去医院，只带上大便去化验就可以了，防止交叉感染。

及时发现宝宝视力问题

宝宝如果总歪着头看人，斜着脸看人，或仰头眯眼看电视，见光容易流泪等，就需要请眼科医生检查一下了。

多带宝宝到户外

这个月，宝宝能力有了明显的增强，户外活动更重要了。爸爸妈妈及看护人要多带宝宝做户外活动，不要老是把宝宝闷在家里教宝宝"知识"，这是不科学的育儿方法。

潜能开发

训练宝宝手的技能：

训练宝宝把蒙在脸上的手绢拉下来。

训练宝宝用两手同时抓起胶皮球，锻炼两手配合能力。

训练两手来回交换玩具，进一步发展婴儿手的技能。

早教游戏

扶物站起

宝宝在摇篮上最容易扶栏坐起，因为摇篮上的栏杆易于抓到且高度适宜。所以有时妈妈会看到宝宝"站"在摇篮里。宝宝也会扶着椅子、沙发的扶手或用床上被垛支撑而自己努力站起来。鼓励宝宝自己扶栏坐起，用自己的力量改变体位，扩大视野。通过扶栏坐起可以锻炼胳膊、腰和腹肌的力量。同时使宝宝产生自信，学会用自己的力量去改变自身的状况。

借物迈步

将家里的凳子排成行，每张凳子相距30厘米，宝宝扶着凳子迈步，伸出胳膊扶着一张张凳子走过去。宝宝能扶物站立，练习迈步，是学走的第一步。双脚练习，宝宝用单腿支撑体重，并且练习站立平衡，为独走做准备。这种练习比学步车更能锻炼宝宝的身体平衡能力，也更为安全、健康。

宝宝8个月4周

有时，你可能有些担忧，宝宝的能力没有进步，而且好像还有些倒退呢？原来扶着栏杆站得好好的，可现在一站起来就摔倒。其实，这并不是能力倒退，而是宝宝在增长新的能力，他开始有向前走的愿望，可宝宝还不会自己向前迈步，当他试图迈步时就会摔倒。宝宝会喜欢多项活动，如跳舞、拆东西、藏猫猫。坐在妈妈的怀里听妈妈讲故事应该是他最高兴的事情了。宝宝的听力更准确了，听到声音，他会兴致勃勃地审视整个房间，寻找声音的来源。

宝宝成长与发育

小腿越来越有力

宝宝学会爬这个本领后，可以活动的范围变大，能自己去想去的地方，独立性变强了。随着爬行活动的增多，腿部力量得到很好的锻炼，小腿变得有力，他开始从爬变换到自行坐立再到扶着家具自己站起来，他意识到自己学会站立的本领，能拿到高处的物品，会很得意呢。妈妈这个时候一定很开心吧！宝宝将要成为"直立行走"的小人儿啦！这真是太让人期待了。

学习新的本领

宝宝还在学习另一项新本领，他在研究怎样弯曲膝盖、怎样从站立转到坐下！这个动作对宝宝来说难度相当大，如果宝宝不会坐，你要耐心地教他怎样才能再坐下来。

宝宝成长发育指标

体重
男婴 7.1 ~ 11.0 千克
女婴 6.5 ~ 10.5 千克

身长
男婴 67.5 ~ 76.5 厘米
女婴 65.3 ~ 75.0 厘米

生理发展
+ 扶床头的栏杆可以站起，但不会自己向前迈步。

心智发展
+ 会对重复的东西厌烦。开始注意到垂直空间。

感官发展
+ 会用食指和拇指去拿小的东西。

社会发展
+ 开始判断人们的情绪。

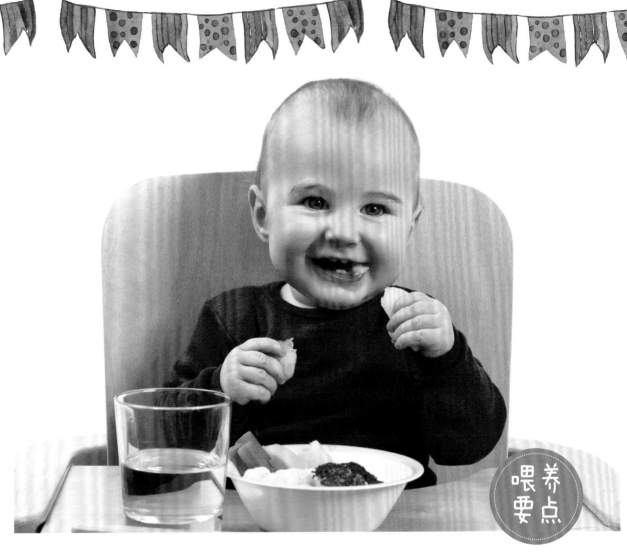

宝宝咀嚼关键期

宝宝可能已经长出了 3 颗左右的牙齿，他已经适应了辅食，并且能吃肉类、蛋类、蔬菜等很多食物了。有些妈妈给孩子吃的东西过于精细，担心颗粒稍微大一些的食物会把宝宝噎着。实际上，宝宝的各种能力都是要锻炼的，比如咀嚼。而现在这个时期正是让宝宝锻炼咀嚼的关键期。如果错过了这个时期，那么宝宝以后在吃固体食物时就会遇到困难或者不喜欢吃固体食物。

帮宝宝练习咀嚼的食物不仅有磨牙饼干、烤面包，平时吃的米汤、稀粥、馄饨、包子、饺子等也都是让宝宝练习咀嚼的非常好的食物。

活动量大了消耗自然就大了，8 个多月的宝宝进食量进一步增大。现在，宝宝或许很爱吃米饭、菜汁和软水果。这个时期，你可以给他吃一点儿稍微硬一些的食物了，如煮熟的土豆、红薯等根茎类食物，让他自己拿着啃。这既能锻炼咀嚼能力，又增加了粗纤维的摄入。绿叶蔬菜也可适当增加，注意一定要切碎、切细，以便宝宝消化吸收。

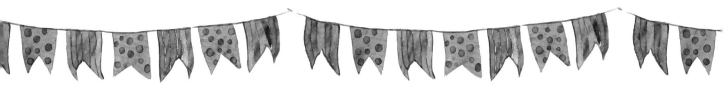

宝宝护理

别着急给宝宝穿鞋

一旦宝宝能开始自己站立并四下活动，你可能会开始考虑是不是应该给他穿鞋了。多数儿科医生和儿童发育专家认为，在宝宝经常在户外走动之前，没有必要给他穿鞋。你的宝宝走路时可能有点儿罗圈腿或"外八字"，他的脚看起来可能还是平足，这些都是正常的。光着小脚丫走路有利于加强宝宝的脚弓力量，并增强他的腿部肌肉力量。另外，让宝宝的脚直接感受他行走的表面，也容易帮助他保持平衡。

特别关注

不要让宝宝变成夜哭郎

宝宝喜欢跟妈妈睡，半夜醒来如果看不到妈妈，会哇哇大哭，妈妈把宝宝抱到大床上一起睡就没事了，否则宝宝会哭个没完。

防止意外发生

这个月最好能有两个人轮流看护宝宝，否则，可能在妈妈上厕所的几分钟，宝宝就发生意外了。吃饭的时候要注意别把热饭放在宝宝身边，宝宝随时会打翻饭碗，发生烫伤。

潜能开发

这个阶段可以让宝宝多爬。没必要让孩子过早学习站或者走。研究表明，爬的阶段比较长，爬得多的孩子，一旦学走，会非常快而且稳。而且由于爬行对宝宝的四肢协调是非常好的锻炼，爬得多的孩子往往运动能力过人呢。

孩子厌烦重复的东西，要不断地给孩子创造新的游戏。

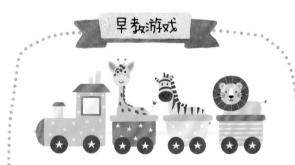

拉绳取物

把宝宝喜欢的小玩具，系上一根 50 厘米长的绳子，将绳子的一端打结放到宝宝手边（宝宝俯卧或坐着）。玩具随绳子拉直，在宝宝面前，让宝宝看见。大人可先示范拉动绳子，然后握住宝宝的小手，拉绳子将玩具靠近，使宝宝的小手碰到玩具。大人要陪宝宝一起拉，协助宝宝达到目的。也可以让宝宝去玩儿手上的绳子，耐心观察，看宝宝是否拉动绳子，取到自己喜爱的玩具。拉绳取物可让宝宝通过努力得到成功，同时也感知物品远近的变化。

宝宝的辅食——
可以吃柔软的固体食物了

9 个月的宝宝的肠胃已经能分泌消化蛋白质的消化酶了，此时妈妈可以给宝宝多喂些含蛋白质丰富的辅食，比如刺少的鱼类，让宝宝吸收足够的蛋白质，以满足身体生长需求。9 个月的宝宝已经开始慢慢喜欢上辅食了，还喜欢自己抓着东西吃，最喜欢和爸爸妈妈一起吃饭了，觉得吃饭是一件开心的事。这个月宝宝可以用牙床捻碎柔软的固体食物了，咀嚼和吞咽的功能又进步了。

花样面片

食材：
馄饨皮 4 张
青菜 2 棵
熟蛋黄 1/2 个
鸡汤 50 毫升

做法：
1. 将小馄饨皮撕成小块，撕得碎一点儿。
2. 青菜在清水中洗净，去根，切成碎末；熟蛋黄碾碎。
3. 小汤锅内倒入鸡汤，大火煮沸后下入面片，再次煮沸，放入青菜碎煮熟，最后撒上熟蛋黄碎即可。

营养小贴士：薄薄的面片是易于消化的食材，很适合给宝宝吃，有助消化，增强食欲。

菜肉小馄饨

食材：
猪肉糜 50 克
小馄饨皮 6 张
青菜 1 棵

做法：
1. 将青菜洗净，去根，切成碎末。
2. 青菜末加入猪肉糜中，搅拌均匀，制成馄饨馅。
3. 取馄饨皮和适量馅包成小馄饨。
4. 锅内倒入适量清水，煮沸后放入生馄饨，煮沸后至馄饨浮在水面上时即可。

营养小贴士：猪肉中富含蛋白质，配上青菜制成馄饨，口味上更容易让宝宝接受。

西蓝花拌三文鱼

食材：
三文鱼 50 克
西蓝花 30 克

做法：
1. 西蓝花掰成小朵洗净，放入沸水中煮软后切碎。
2. 三文鱼洗净后用蒸锅隔水蒸熟，捣碎备用。
3. 三文鱼鱼碎与西蓝花碎拌匀即可。

营养小贴士：三文鱼含有丰富的维生素 D。维生素 D 可以有效地提高机体对钙、磷等多种微量元素的吸收，促进宝宝生长发育。

三文鱼土豆蛋饼

食材：
三文鱼 50 克
土豆 1/2 个
蛋黄 1 个

做法：
1. 土豆洗净后，去皮，切成小块。三文鱼也切成小块。
2. 三文鱼与土豆一起放入蒸锅，隔水蒸熟，捣碎。
3. 加入蛋黄搅拌在一起后，团成小饼，用平底锅略煎一下即可。

营养小贴士：三文鱼有助于宝宝生长发育，而且还是很好的益智食材。

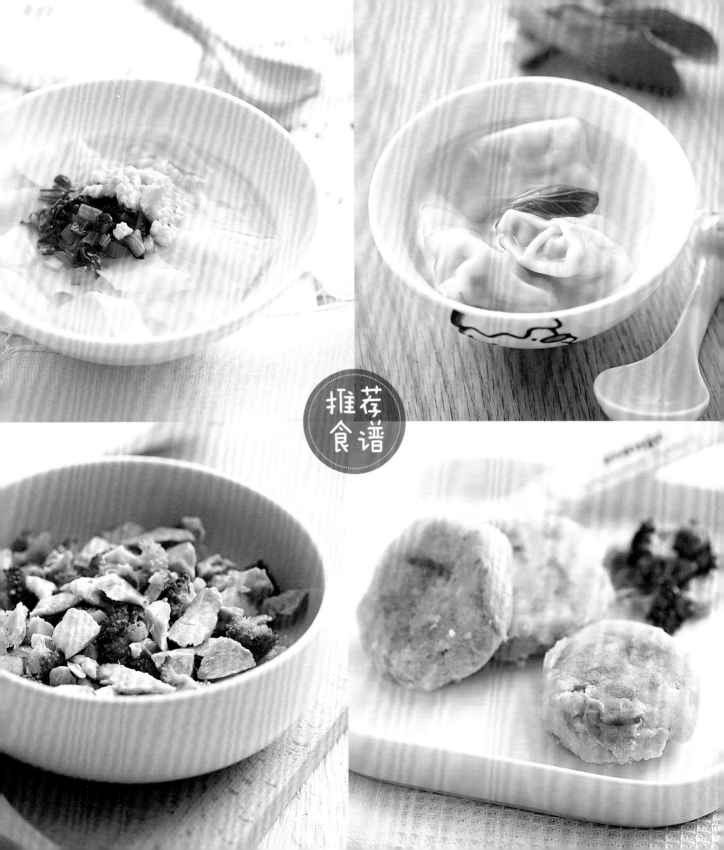

推荐
食谱

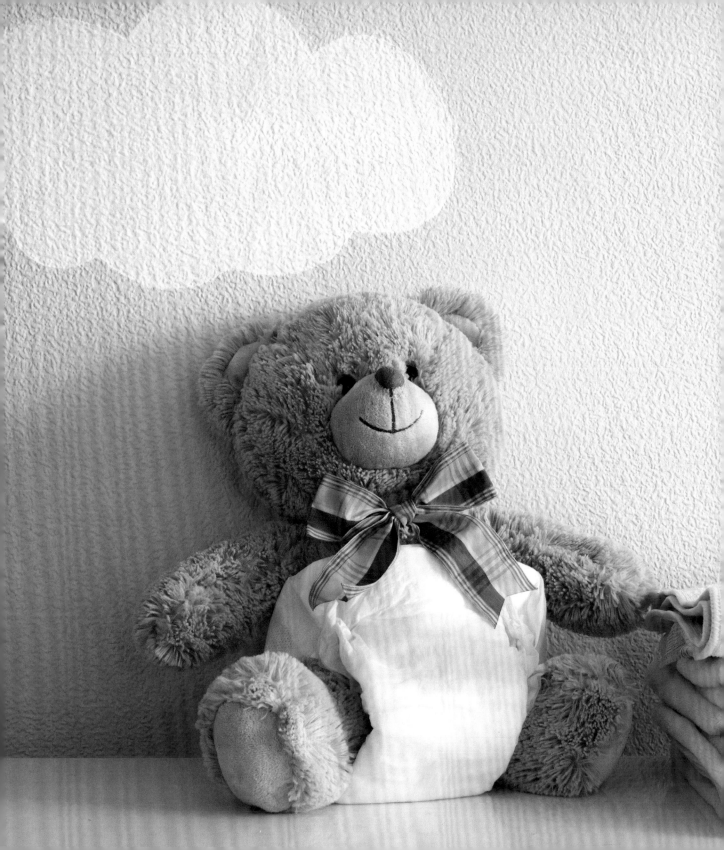

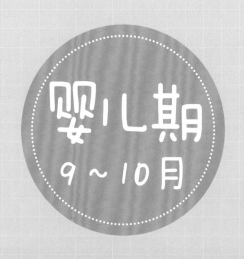

婴儿期
9～10月

这个时期，宝宝的分离焦虑感达到了高峰，表现出对妈妈的极度依恋，这是正常的心理现象，分离焦虑一般会在 10～18 个月达到顶峰，然后渐渐消失。宝宝紧张的时候，可能会用噘拇指的动作平复自己的焦虑，没有关系，吮吸是宝宝为数不多的几个能让自己安静下来的办法之一。这时，宝宝可能已经能够到处活动了。如果孩子运动能力发展较好，他可能会绕着家具活动，会从椅子上爬上爬下。多数的宝宝很喜欢站着，甚至换尿布的时候他也会要求站着换呢！

宝宝9个月1周

宝宝满9个月了，这个时期，宝宝的分离焦虑感达到了高峰，表现出对妈妈的极度依恋，这是正常的心理现象，分离焦虑一般会在10～18个月达到顶峰，然后渐渐消失。宝宝紧张的时候，可能会用嘬拇指的动作平复自己的焦虑，没有关系，吮吸是宝宝为数不多的几个能让自己安静下来的办法之一。

宝宝成长与发育

运动能力明显增强

宝宝爬行时四肢能伸直，稍微支撑即可站立，可以手掌支地撑起，独立站起来，可扶着家具横着走两步了。宝宝的进步还不止这些，他不但会站起来，还会从站着变成坐着，可别小看了这个动作，这可需要宝宝腿部肌肉强大的力量。

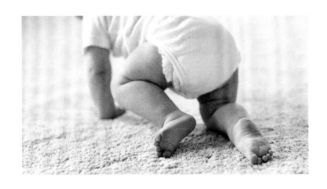

宝宝成长发育指标

体重	身长
男婴 7.1 ～ 11.0 千克	**男婴** 67.5 ～ 76.5 厘米
女婴 6.5 ～ 10.5 千克	**女婴** 65.3 ～ 75.0 厘米

生理发展
+ 不太需要支撑便能站立。

心智发展
+ 模仿他人的动作增加。能了解并服从某些话及指令。

感官发展
+ 以不熟练的方式自发性放开物品。用拇指及食指抓取细小的东西。

社会发展
+ 重复声音和手势来吸引注意，模仿面部表情和声音，喜欢不同的游戏。

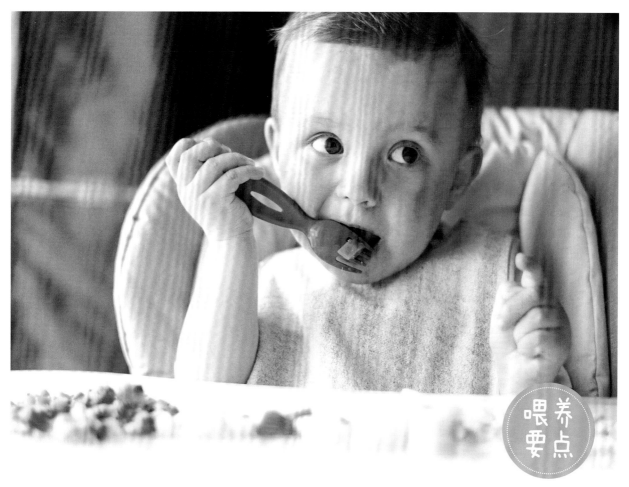

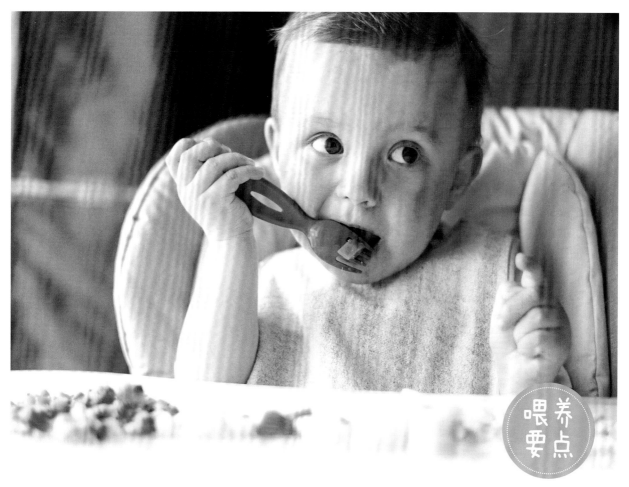

喂养
要点

宝宝喜欢吃辅食了

这个月宝宝不能吃辅食的几乎没有了，大部分宝宝都开始喜欢吃辅食，尤其是和大人一起进餐是宝宝非常高兴的事情，如果不让宝宝上餐桌，宝宝闻到菜香味会很着急，会让父母把他抱到餐桌旁。

如果你的宝宝辅食添加得很顺利，则可以试着吃虾了，富含蛋白质与 B 族维生素等的豆腐、鱼、肉类每天也可以给宝宝吃一些，每周可以吃一次动物肝脏以补充铁质。食物的形状也可以向固体化转变了，这样可以锻炼宝宝的咀嚼能力。

宝宝护理

发高热可能是"幼儿急疹"

这个月的婴儿可能会出现第一次发高热，因为总是不退热，父母又没有经验，可能会不断跑医院。这可能是婴幼儿急疹，热退疹出，疹子出来病就好了。幼儿急诊没有特效的治疗方法，只能在患病期间让宝宝多休息，多给宝宝喝白开水或果汁、菜水，以利于出汗和排尿，保持皮肤清洁。体温不超过 38.5℃时，物理降温就行；超过 38.5℃时可以适当吃一些退热药，防止惊厥。

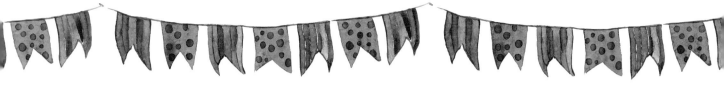

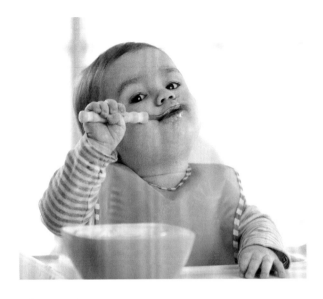

特别关注

宝宝不需要减肥

即使宝宝体重超标，也不要给宝宝减肥，如果宝宝现在体重超过 10 千克，每周体重增长超过 140 克，你只需要给宝宝调整一下饮食结构，保证高蛋白质食品的摄入，减少高热量低蛋白类食物即可。

提前处理危险物品

这个月宝宝动作之快超乎你的想象，不要存有侥幸心理，及时清理宝宝身边的危险物品是第一要务。暖水瓶、针、剪刀、玻璃制品等都应该拿开。

潜能开发

细心的家长会发现宝宝的记忆力似乎越来越好了，建议多带宝宝照照镜子，认识五官，认识自己，模仿妈妈的姿势和表情等。照镜子的时候，妈妈指着宝宝的鼻子说："宝宝，这是你的鼻子。"然后让宝宝自己摸摸鼻子。用这样的方法教宝宝认识五官很有趣。

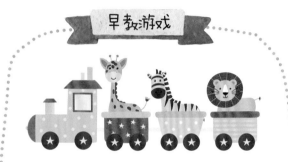

早教游戏

配合穿衣

在给宝宝穿衣时，妈妈跟宝宝说"伸手""抬脚""抬头"等。每天这样做，这样说，宝宝逐渐学会这种程序，妈妈不必开口，宝宝就会伸出手让人穿上衣袖，伸头套上领口，伸腿穿上裤子。宝宝学会主动地按次序做相应动作，以配合妈妈穿衣服，为将来更主动地自己穿衣做准备。

讲故事，看反应

宝宝睡觉前，妈妈给宝宝讲故事，给宝宝朗读一本有彩图、情节和一两句话的故事书，开始时可以握着宝宝的小手边读边指图中的事物，你会发现宝宝的表情会随着书中的情节发生变化，时而着急，时而舒缓。一个故事可以反复地念，声音越来越小，直至宝宝完全入睡。听故事是儿童发展语言和理解事物的好办法，会越听懂得越多。以后边讲边问时，宝宝会用手指去指图中的事物回答问题。

宝宝9个月2周

宝宝两手扶着栏杆站立时，会攥着栏杆使劲摇晃，使床发出咯吱咯吱的响声。宝宝腿部的力量越来越大，自己坐下的时候不会再跌倒，而是很自然地坐下，这就离蹲不远了。蹲可是要有点儿"功夫"的，需要全身肌肉和关节的协调运动，还要有良好的平衡能力。

宝宝成长与发育

手眼配合更好了

宝宝有了观察物体不同形状和结构的能力，已经能手眼配合完成一些活动，如：把玩具放在箱子里，把手指插到玩具的小孔中，用手拧玩具上的螺丝，掰玩具上的零件，看到什么就想拿什么。宝宝开始能记住一些更具体的事了，比如他的玩具在家里的什么地方。同时，宝宝也能模仿他从前看到过的动作，甚至是一周前所看到的动作。

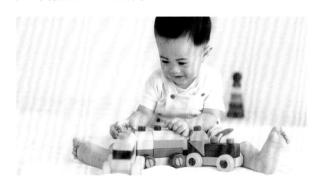

宝宝成长发育指标

体重
男婴 7.1 ~ 11.0 千克
女婴 6.5 ~ 10.5 千克

身长
男婴 67.5 ~ 76.5 厘米
女婴 65.3 ~ 75.0 厘米

生理发展
+ 用双手抓着东西走路。

感官发展
+ 开始表现出偏好某一种运动。

心智发展
+ 看到东西被藏起来时会去寻找。更关注别的孩子，看见别人哭也跟着哭。

社会发展
+ 会表现出不同的情绪，如难过、快乐、悲伤、生气。喜欢在水中玩。偏爱某样玩具。

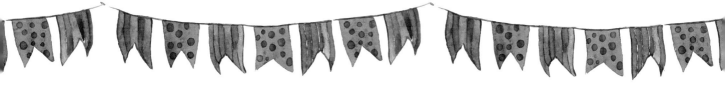

宝宝恋母乳是撒娇

吃母乳的宝宝，添加辅食可能会遇到困难，宝宝总是恋着妈妈的奶。这个月龄的婴儿不是因为饿才吃母乳，吃母乳对婴儿来说是在向妈妈撒娇。即使本月母乳还比较充足，也不能供给婴儿每日营养所需，必须添加辅食了。不是到了这个月要断母乳，但是要掌握好喂母乳的时间，一般是早晨起来、临睡前、半夜醒来时喂母乳，婴儿白天就不会总要吃母乳，和妈妈撒娇了，也就不影响吃辅食了。

断奶前的准备

当你的宝宝已逐渐适应辅食，同时你因工作等种种情况开始了你的断奶计划，那么关于断奶的时间、方法等就要多多学习了。给宝宝断奶前，最好带他去医院做一次全面体格检查，以保证宝宝是在最健康的情况下断奶。否则会影响宝宝的健康。生病期间更不宜断奶。断奶最好选择在春暖或秋凉的季节，这时，生活方式和习惯的改变对宝宝的健康冲击较小。

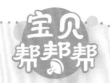

尊重宝宝的食量

每个宝宝的食量都不一样，有的宝宝食欲很好，食量也大，有的宝宝则食量小，爸爸妈妈不要每天逼着宝宝吃东西，宝宝厌食就不好了。但是如果这个月的男婴体重小于 7.36 千克，女婴体重小于 6.96 千克，就需要关注一下了。

宝宝护理

防意外更重要

药品、化学产品、重物、玻璃陶瓷等易碎品、剪刀、针等危险工具，一定要放在宝宝够不着的地方，以免宝宝拿到伤害自己。

如果从高处跌落下来，可能会摔伤婴儿的头部。烫伤的发生也比较多见，爸爸手里的烟头、打火机、熄灭不彻底的火柴、妈妈的熨斗、暖水瓶、热水杯、热汤、热奶等所有可能会烫伤婴儿的东西，都要远离婴儿。

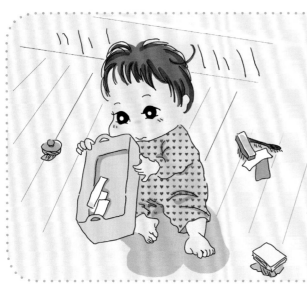

宝宝9个月2周：不要扼杀宝宝的好奇心！

"这个不能动""那个有危险"……诸多限制会慢慢磨灭宝宝的好奇心。正确做法是把不该宝宝碰的东西收起来，让宝宝自由去探索。

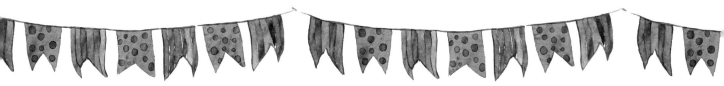

特别关注

踮着脚尖站

这个月的宝宝站在妈妈的腿上，经常用脚尖踮着站，这是因为宝宝感觉妈妈的腿很软、不平坦，怕摔下去，所以用小脚丫尽量扣着点儿，不是宝宝站立有问题。

多说话促智能

语言发展好的宝宝已经会说爸爸、妈妈等简单音节了，不会说的宝宝也大多能听懂简单的话了，妈妈可以多给宝宝做语言训练，诀窍就是多说。这是宝宝在第一年里最善于模仿的时期，父母要利用好这宝贵的时期。和宝宝不停地说话对宝宝各方面的智能发育是非常有好处的。

少对宝宝说不能

"这个不能动""那个有危险"，如果家长总说这些话，让宝宝受到诸多限制，慢慢会磨灭宝宝的好奇心。正确做法是把不该宝宝碰的东西收起来，让宝宝自由去探索。

潜能开发

你的宝宝现在已经能够把物品放到容器里，然后又把它取出来了。给他一个塑料桶和一些中等大小的彩色积木，他就能练习这个新本领了。

宝宝还喜欢那些会"动"的玩具，比如门上的把手、各种摇柄或可开关的门。可以在地板上滚动的塑料汽车，也是宝宝觉得很有趣的玩具。

如果你把一个玩具从宝宝那里拿走，你那越来越有主见的小家伙可能会不高兴。建议在你要拿走宝宝手中的东西之前先给他一样新的东西"做交换"。

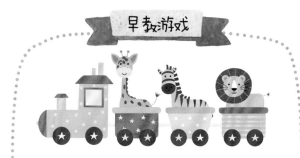

早教游戏

用勺盛食

喂食辅食时拿一个塑料或铁质的小勺，让宝宝自己在碗中搅动，有时宝宝自己也能把食物盛入勺中并送入口中。要鼓励宝宝自己动手吃东西。练习自己吃饭。宝宝从 8 个月起学会拿勺子，到 1 周岁时可以自己拿勺吃几勺饭，在 15 ~ 18 个月时就能完全独立吃饭了。

单独玩耍

让宝宝和自己的玩具单独玩，妈妈只在旁边做自己的事，如看书、读报等。然后，妈妈可以离开宝宝的房间，去另一个房间，让宝宝有一段时间看不见妈妈，仍能安心地玩。因为宝宝知道只要有需要，妈妈就会出现，所以会把注意力集中在玩具上，安静地观察玩具，试着用不同的方法去摆弄它。妈妈可记录下宝宝自己玩的时间，从两三分钟逐渐延长到 20 ~ 30 分钟。学会独立玩的宝宝能通过自己的感官观察和认识外界事物，将兴趣从依恋母亲转移到外界，为将来离开母亲进入社会打好基础。

宝宝 9 个月 3 周

现在，宝宝已经会扶物站一小会儿了，爬的能力还在不断地增强。他可能爬得更快了，也许会往叠着的被垛上爬，还尝试用四肢支撑着身体，把屁股翘得老高，低下头看自己的脚丫。有的宝宝可能会扶着床沿、沙发墩、木箱等横着走几步。有的宝宝可以推着能滑动的物体向前迈步，但不敢离开物体向前走。也许你感觉到，现在宝宝能够明白你的意思了。的确如此，但是宝宝是靠你的语气而不是靠词汇来领会你的意思！

宝宝成长与发育

能力进步

1. 此时，他也许已经能用简单语言回答问题；
2. 会做 3 ~ 4 种表示语言的动作；
3. 对不同的声音有不同的反应，当听到"不"或"不动"的声音时能暂时停止手中的活动，知道自己的名字，听到妈妈说自己名字时就停止活动，并能连续模仿发声；
4. 听到熟悉的声音时能跟着哼唱，说一个字并以动作表示，如说"不"时摆手，说"这""那"时用手指着东西。

认知智能

对周围的事物充满好奇，喜欢探索发现新事物，对于 9 个月的宝宝来说，沙发后面可能有好玩的东西，厨房的柜子里也许藏着宝贝。随着宝宝的探索，他会慢慢了解世界有多大，也会更加黏妈妈和害怕陌生人。

宝宝成长发育指标

体重
男婴 7.1 ~ 11.0 千克
女婴 6.5 ~ 10.5 千克

身长
男婴 67.5 ~ 76.5 厘米
女婴 65.3 ~ 75.0 厘米

生理发展
+ 爬的动作越来越协调。

心智发展
+ 会不断重复一个字，用它来回答每个问题。

感官发展
+ 会以摇摆、弹跳、摇晃、轻哼来回应音乐。

社会发展
+ 开始意识到自我。能模仿别人的手势。

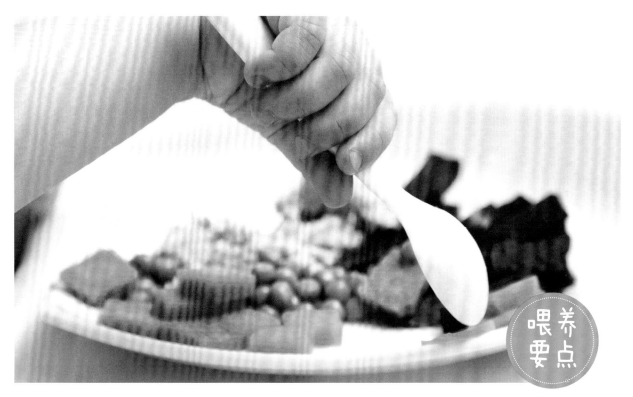

丰富宝宝的餐盘

爱喝配方奶的宝宝每天能喝 2 ~ 3 次配方奶，每次喝 100 ~ 200 毫升。不爱喝配方奶的宝宝，就要多吃些肉蛋类食品，以补充蛋白质。不爱吃肉蛋类食物的宝宝，多喝配方奶，但每天不要超过 1000 毫升。

不爱吃蔬菜的宝宝，要适当多吃些水果。宝宝已经能吃整个的水果了，没有必要再榨成果汁、果泥。把水果皮削掉，用勺刮或切成小片、小块，直接吃就可以。有的水果直接拿大块吃就行，如西瓜（一定要把西瓜籽去掉）、橘子（要把核和筋去掉）等。不爱吃水果的宝宝（这样的婴儿不多），可以多吃些蔬菜，尤其是番茄（含有丰富的维生素 C）。

自己吃饭的好时机

宝宝有了很强的独立意识，总想不依靠妈妈的帮助自己摆弄餐具吃饭。这是宝宝独立的开端，爸爸妈妈千万不要放过这个训练宝宝自己吃饭的大好时机。

首先要给宝宝吃柔软、易抓而不会噎着的食物，如面条、小蛋糕、磨牙棒、小馒头、熟木瓜、炖南瓜或酥软豆类等。避免给宝宝吃以下几种食物：葡萄、坚果、花生米等，这些食物可能会让宝宝窒息。每次吃饭前要把宝宝的小手洗干净，让宝宝坐在专门的餐椅上，并给宝宝戴上围嘴。可准备两套小碗和小勺，一套宝宝自己拿着，一套妈妈拿着，边吃边喂。

与家人一起进餐

让宝宝与家人一起用餐，这样不仅可以增加宝宝对吃饭的兴趣，还可以锻炼手部动作，模仿和学习大人的用餐礼仪。

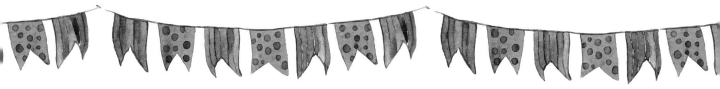

宝宝护理

清洁牙齿

宝宝出牙后，不要在睡觉前给宝宝吃食物，平时少吃甜食，每天早晚给宝宝喂白开水，清洁口腔。

帮宝宝避免挫折感

学步的宝宝常常会因为摔倒或是撞到什么东西而感到难过、愤怒，帮助宝宝尽可能地避免挫折感，这是爸爸妈妈的重要功课之一。

特别关注

让孩子自由运动

特别要提醒的是，如果看护人是老人，由于老人大多心疼宝宝，担心发生磕碰外伤，所以看护得非常仔细，也会把宝宝照顾得特别周到，很少给宝宝自己尝试做事的机会，所以爸爸妈妈如果没法自己看护的话，要鼓励老人多给孩子一点儿空间，只要保证没有大的危险，偶尔摔一下不要紧的。

适当地说"不"

宝宝开始明白"不"是什么意思了，尽管他可能还不会服从你。你也许能够预料到，当你告诉宝宝不要去碰某件东西时，他可能仍然会试着去摸。因此，你最好不要太多地使用这个词，当你说了"不"以后，你应该马上将宝宝带离"犯错误"的现场，引导他去做一项新的活动。

潜能开发

从坐下到站起：这个动作比较难，自己徒手站起来需要有个过程，父母可以用手指轻轻勾着婴儿的手指，边说宝宝站起来，边用力向上拉。如果宝宝站起来了，就鼓励婴儿说："宝宝站起来了，宝宝长高了，宝宝真棒。"帮宝宝练习从站立到坐下的动作，需要婴儿手和身体的稳定协调配合。一开始，婴儿可能会啪嗒坐下，这不要紧，注意安全就可以了。

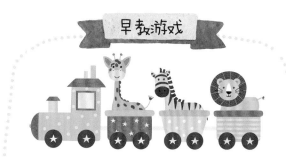

取和放

把积木放在脸盆或筐里，妈妈和宝宝一起坐在地上，妈妈把积木从盆里取出来，说"拿出来"，宝宝也会跟着学习。然后妈妈把积木捡起来，慢慢将手松开，说"放进去"，积木掉进盆内发出声音，让宝宝跟着学习。宝宝从乱扔之后慢慢学会轻轻地松手，听积木掉进盆内的声音。松手和拿东西是锻炼前臂背侧肌群的协调运动。

捡小东西

在白色餐巾纸上放几小片馒头，妈妈先捡起一片放进嘴里，说"真好吃"，宝宝也会用手去捡，如果用手掌不能拿到，宝宝会学习妈妈的样子，用食指和拇指去取。这个游戏可练习宝宝用食指和拇指抓取细小物件的能力。

宝宝9个月4周

你可能发现宝宝会专心地上下移动玩具，或者将它们移近然后又移远。当他将玩具颠倒着放时，便可看到另一种景物。当宝宝专注于这些活动的时候，他就是在探索物品、探索世界。宝宝的理解力明显增强，能回应别人叫他的名字，执行别人对他的简单命令，也能认识常见物体。宝宝会用动作来引起你的注意，甚至可能在看到你朝门口走的时候跟你挥手再见。他也开始有了自己的主意，当他想拒绝的时候，他可能说"不"。

宝宝成长与发育

分离焦虑加重

宝宝的情感分离焦虑通常在 10～18 个月达到高峰，在 1 岁半以后慢慢消失，有的宝宝甚至要持续到 3 岁，一般 2 岁后宝宝开始借着探索环境的方式发展自我独立的能力。在这段时间里，宝宝对你更加依恋，当你走出他的视线时，他会明白你在某个地方，但没有与他在一起，这反而导致他更加紧张。而且他几乎没有时间概念，他不知道你消失后会何时再出现，也不知道你还会不会回来。

对陌生人的害怕

宝宝学会了区分陌生人与熟悉的环境。就算是以前可以很好相处的亲属或看护者，他也会表现为躲避或者哭泣，特别是这些人草率地接近宝宝时。因为随着宝宝认知情感的发育，到了这个阶段，他会变得紧张执着，在不熟悉的环境和人面前容易害怕。如果你

了解这方面的知识，就不必为此感到忧虑或尴尬。帮助宝宝度过这段时光，提醒想靠近宝宝的人宝宝的情感变化，让他们更温柔地接近宝宝。

宝宝成长发育指标

体重
男婴 7.1～11.0 千克
女婴 6.5～10.5 千克

身长
男婴 67.5～76.5 厘米
女婴 65.3～75.0 厘米

生理发展
+ 可能会起身成站立姿势。

感官发展
+ 会用一只手拿两样小的东西。

心智发展
+ 不用看就能伸手拿身后的玩具。喜欢将东西组合在一起。

社会发展
+ 寻求同伴的关注。恐惧陌生的地方。

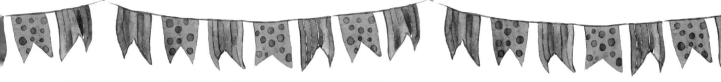

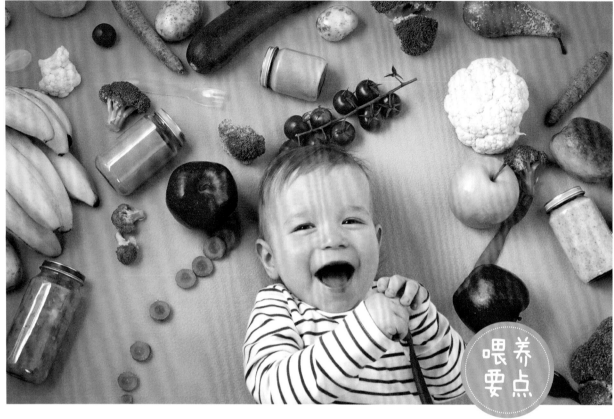

喂养要点

添加辅食妈妈要放松

这个月的宝宝能吃的辅食种类增多了，能吃一些固体食物，咀嚼、吞咽功能都增强了，有的宝宝可以吃大人饭菜，妈妈会感觉轻松些了。无论如何，宝宝都能吃进去所需要的食物，妈妈不必总是担心宝宝吃得少。种类多了，一样吃一点儿，加起来就不少了，出现营养不良的可能性太小了。如果妈妈总是严格按照婴儿食谱做，可能会遇到很多困难。

保证蛋白质摄入

蛋白质是宝宝脑部发育的重要营养素，必须保证摄入充分。如果宝宝不爱喝奶，可以吃一些肉蛋类食物补充。

断奶切忌急躁

断奶不仅仅是一个简单的吃的问题，而且也是宝宝迈向独立的一个重要转折点。断奶可减少宝宝对母亲的依赖心理，就从断奶开始让宝宝慢慢成长吧。断奶要循序渐进，具体做法是：先减去白天喂的一顿奶，过1周左右，如果妈妈感到乳房不太发胀，宝宝消化和吸收的情况也很好，可再减去一顿奶，并加大辅食的量，逐渐断奶。对习惯于晚上吃母乳的宝宝来说，妈妈避开不与宝宝同睡，改由爸爸（或奶奶、姥姥）哄宝宝睡觉，对断奶会有帮助。如果妈妈奶胀厉害，要将乳汁挤掉，以免损伤乳房，也可以在医生的指导下用药物来减轻奶胀。

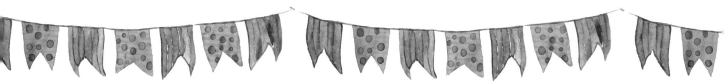

宝宝护理
不宜让宝宝长时间站立

有的宝宝不到10个月就能扶着床沿横着走几步，有的宝宝可能还不能很稳地站立，还需要妈妈牵着手。能够撒开手自己独站的宝宝不多，即使站，也只能站几秒钟。不能让这么大的宝宝站很长时间，一天可以站2~3次，一次3~5分钟就可以了，过早学走和站并不是很好的，还是应该让宝宝多爬。

特别关注
保护宝宝视力

宝宝现在喜欢看广告片，也对一些动画片、早教片感兴趣了，但宝宝的眼睛发育尚不完善，看的时间久了容易引起视疲劳，长期用眼会导致视力异常，所以尽量不要给宝宝看电视。

户外活动注意安全

宝宝现在已经可以把吹到脸上的塑料袋之类的拿掉了，这对宝宝来说减少了一些危险因素，但还是要注意别带宝宝去河沟、高压线或电线旁边，要时刻注意安全防范。

潜能开发

对宝宝进行体能训练，让宝宝靠着物体站着，妈妈蹲在宝宝前面，把手伸向宝宝，做出要抱的动作，并对宝宝说："宝宝走过来，让妈妈抱一抱。"这时，宝宝可能会试着让身体离开倚靠的物体，两只小手伸向妈妈，要向前迈步。如果宝宝还不能向前迈出，身体已经向前倾斜，妈妈应及时地上前抱住宝宝，并鼓励宝宝："宝宝真勇敢。"

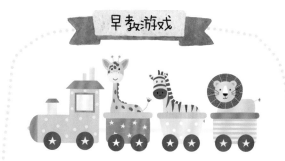

爬行

打扫家里的卫生，空出较大的活动空间，供宝宝学习爬行。爬行时先出右手和左膝，再出左手和右膝，有条不紊以保证身体平衡；锻炼平衡能力和耐力，宝宝学爬行时之所以手足左右轮换，是要保持身体平衡，平衡由前庭和小脑来维持，所以学爬能促使前庭和小脑发育，左右扭动促使腰部的肌肉发育，也能促进身体长高。四肢轮流负重使骨肌强健，为以后锻炼耐力打基础。

模仿发音

爸爸妈妈可每天多次用夸张的口型对宝宝说"爸爸""妈妈"，并每天在各种场景下让宝宝叫"爸爸""妈妈"。每个孩子学会叫爸爸妈妈的时间并不相同，大多数宝宝懂话在先，开口在后，通过模仿父母的口型，练习咽喉肌肉的协调性，对发音和说话很有帮助。

宝宝的辅食——宝宝可以吃虾了

有的宝宝已经长出几颗小牙了，咀嚼能力大大提升，很适合吃点儿半固态食物了，在做辅食时可以让颗粒粗大一点儿，质感也加粗一点儿，从碎末逐渐过渡到小碎块儿状的食物。让宝宝吃的食物逐渐向固体转变，同时也可以缓解宝宝出牙的不适感。要适量添加蛋白质和铁，要注意荤素搭配，这个月宝宝的食物中可以加入虾了。

蔬菜鸡蛋饼

食材：
菜心 20 克
蛋黄 2 个
鲜香菇 1/2 朵
胡萝卜 15 克
橄榄油少许

做法：
1. 菜心、胡萝卜、香菇放入沸水中焯熟，均捞出沥干水分，切碎末。
2. 鸡蛋黄打散后加入焯熟的蔬菜碎混合。
3. 在锅中加入一点橄榄油，而后将混合好的鸡蛋蔬菜加入，摊成鸡蛋饼即可。

营养小贴士：这个月宝宝需要更多的营养，这款蔬菜小饼用料丰富，能给宝宝提供更多营养素。

青菜碎肉饼

食材：
猪肉馅 20 克
面粉 50 克
青菜 1 棵
油 适量

做法：
1. 青菜洗净汆烫断生，切碎。
2. 猪肉馅、青菜碎、面粉加水拌成糊状。
3. 平底锅倒入油，烧热，将一大勺面糊倒入锅内，慢慢转动，制成小饼，双面煎熟即可。

营养小贴士：青菜可以给宝宝提供纤维素，使宝宝肠道健康。

白萝卜虾碎粥

食材：
白萝卜 30 克
青菜末 10 克
虾 2 只
大米 50 克

做法：
1. 虾洗净，去壳取虾肉，去除沙线，放入沸水中煮熟，切碎。
2. 白萝卜去皮切成片后，放入沸水中焯熟，而后切碎。
3. 大米淘洗干净，加适量水大火煮沸，转小火继续熬煮至黏稠。
4. 出锅前将虾碎和白萝卜碎倒入粥中一起再次煮 2 ~ 3 分钟即可。

营养小贴士：白萝卜有通气润肺、促进肠道健康的作用，与虾肉搭配营养更加丰富。

双色虾肉菜花

食材：
菜花 20 克
西蓝花 20 克
虾 2 只

做法：
1. 菜花、西蓝花分别洗净，放入沸水中煮软后捞出，切碎。
2. 虾洗净，去壳取虾肉，去除沙线，放入沸水中煮熟，切碎。
3. 切碎的虾仁与菜花碎和西蓝花碎拌匀即可。

营养小贴士：虾中的蛋白质和微量元素丰富，可改善宝宝因缺锌所引起的味觉障碍、生长障碍，还能增强宝宝的免疫力。对宝宝来讲，每周吃一次虾就足够。

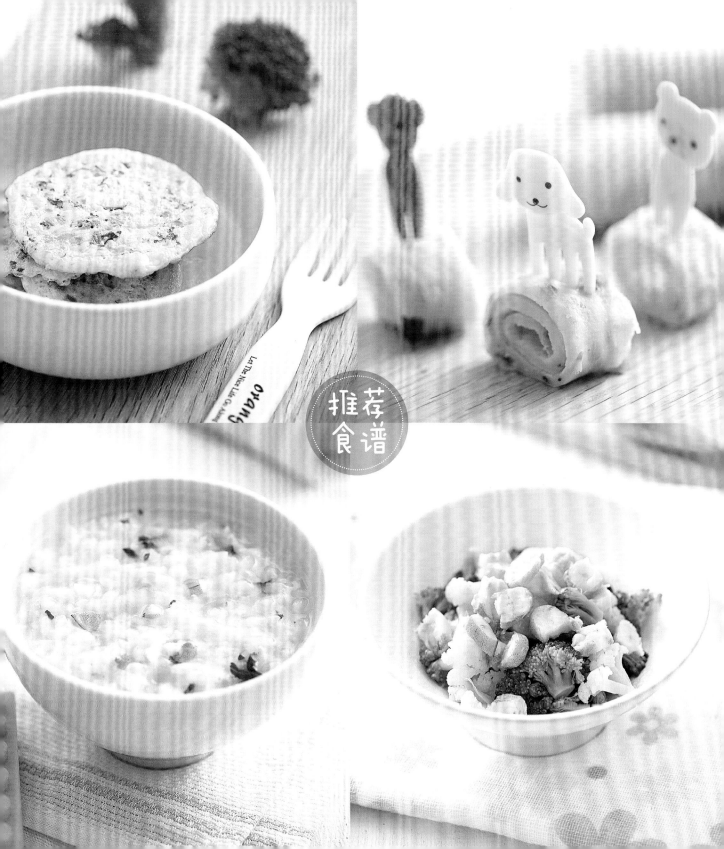

推荐
食谱

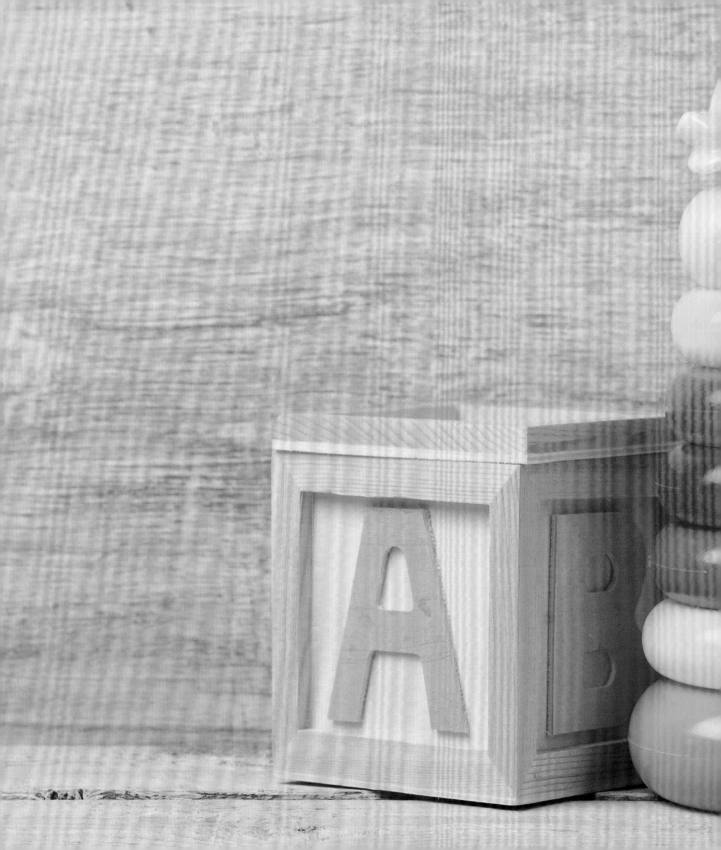

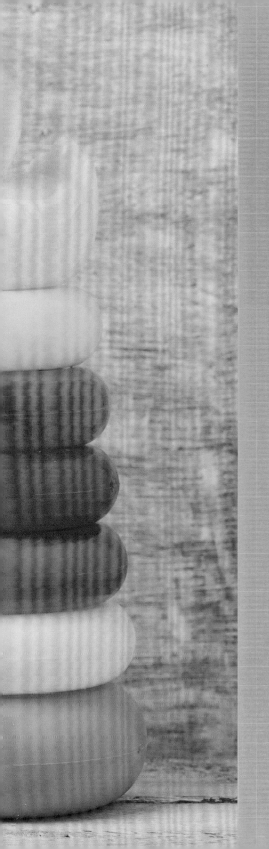

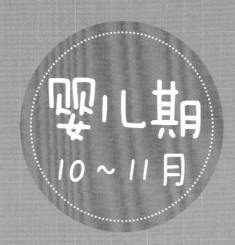

婴儿期
10～11月

　　满10个月的宝宝，各方面能力进一步增强，与父母的关系也更加亲密了。此时，宝宝可以很好地手膝并用爬行了，动作非常协调，但也有的宝宝会跳过爬行而直接站立。大人拉着宝宝的手时，他也许会走上几步。宝宝对小东西充满了好奇，他已经能够用拇指和食指像钳子似的把小东西捡起来了。

宝宝 10 个月 1 周

满 10 个月的宝宝，各方面能力进一步增强，与父母关系更加亲密。能叫"爸爸""妈妈"的宝宝多了起来，也有一部分宝宝还不会有意识地叫爸爸妈妈。不用担心，这与宝宝的智力发育关系不大，如果爸爸妈妈经常教宝宝，他就能比较早地喊爸爸妈妈。叫名字时，他会回头；问他爸爸在哪儿，会用手指认爸爸。

宝宝成长与发育

能力进步

1. 现在大人对他说的话几乎都能听懂，能挑出认识的图卡和用手指大人所说物品的图片。
2. 大部分宝宝会称呼"爸爸"和"妈妈"，个别宝宝会称呼"爷爷"或"奶奶"，口头表达能力又有了进步。
3. 手眼更加协调，能准确盖上杯盖，会用手剥开食物包装袋，从中取出食物。会从图形板上取出图形块，还会将图形块安放入内。
4. 宝宝自己会蹬掉鞋袜，喜欢光脚在地上走，如果天不冷，大人牵着他学走也很方便。

语言智能

可能你以前一直用儿语在和宝宝交流，现在你得改改这个习惯。宝宝正在开始明白很多简单词语的意思，所以这时候妈妈不断和宝宝说话非常重要。记住要用成人的语言把宝宝说的词语再重复说给他听，这样宝宝会从一开始就接受良好的语言模式。

宝宝成长发育指标

体重
男婴 7.4 ~ 11.4 千克
女婴 6.7 ~ 10.9 千克

身长
男婴 68.7 ~ 77.9 厘米
女婴 66.5 ~ 76.4 厘米

生理发展

+ 会爬上爬下椅子。

心智发展

+ 喜欢拆开及重组东西。会打开抽屉和柜子探索里面的东西。

感官发展

+ 会区分使用双手。

社会发展

+ 开始学习性别辨认。帮助自己穿衣。喜欢游戏，如捉迷藏，在地板上前后滚动。故意扔东西让他人捡。

不要填鸭式喂养宝宝

这个月宝宝营养需求和上个月差不多，所需热量仍然是每千克体重460.24千焦（110千卡）左右。蛋白质、脂肪、糖、矿物质、微量元素及维生素的量和比例没有大的变化。爸爸妈妈需要注意的是，不要认为宝宝又长了一个月，饭量就应该明显地增加了，这会使父母总是认为宝宝吃得少，使劲喂宝宝。总是嫌宝宝吃得少是父母的通病。要学会科学喂养婴儿，不要填鸭式喂养。

NO！幼儿补品和小中药

有的宝宝不爱吃菜，愁坏了妈妈。于是有的妈妈就买来一些婴幼儿用的维生素等，有的妈妈时不时地还给孩子吃一些小中药以开胃健脾，这种做法并不可取。

喂养要点

补品、中药过量对身体都不利，而且市场上的婴幼儿补品鱼龙混杂，最好真正需要时再在医生指导下选用。药补不如食补，这句老话还是很有道理的。而水果大多为寒凉之品，伤脾胃，因此，婴儿不宜多吃水果，一定要有节制。

宝宝护理

如何引导宝宝学走

+ 方法一：让宝宝扶着家里某处的小栏杆练习走，妈妈拿着玩具逗引宝宝，鼓励宝宝向前迈步。

+ 方法二：纸箱法，即找一个比较坚固的纸箱，让宝宝推着往前走。

+ 方法三：木棒法，即妈妈和爸爸双手拿着小木棒的两头，让宝宝抓住木棒的中间部位，一步步后退着引导宝宝向前走。

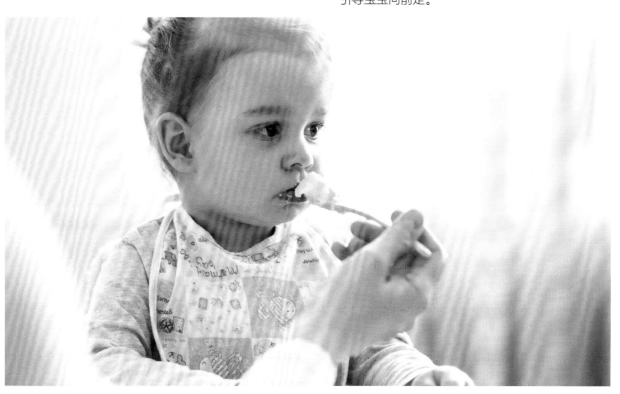

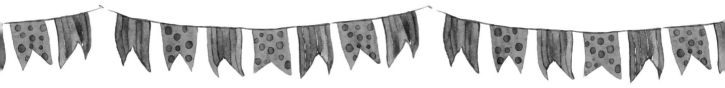

特别关注

意外事故高发期

这个月的宝宝活动能力与日俱增。宝宝天生具有冒险精神，还不懂得保护自己，看护人如果稍有疏忽，就有可能发生意外，所以看护人要小心照看宝宝，不要在看宝宝的同时做其他事情。

收好家里的药物

这个月的宝宝有可能打开瓶盖，还可以捏起小东西送进嘴巴里，所以不要让宝宝拿到药品，以防宝宝误食。

给宝宝提供圆角的书或布书

这个月的宝宝已经懂得看画册了，妈妈最好能给宝宝提供圆角的书或布书，一来是防止纸张划伤宝宝，二来可以防止宝宝撕书。

正确看待宝宝恋物的行为

"恋物"是宝宝成长过程中的一种正常现象，是宝宝从"完全依赖"转变为"完全独立"的过渡期所产生的行为。如果父母经常与宝宝分离，宝宝得不到足够的爱，就会缺乏安全感，恋物也就随之产生，变得对某样物品特别依恋。一般情况下，宝宝的恋物不需要过分干预，随着宝宝逐渐长大，他有足够的精神力量来适应和面对社会时，就会自然放弃所恋之物。但如果宝宝过分依恋某样物品且持续很长时间时，就需要进行心理干预了。

潜能开发

宝宝可能对某些熟悉的玩具感到厌烦了，假如他对某些玩具不感兴趣，暂时将它们收起来。

不要过多干预孩子，只要没有危险，尽量让宝宝做他想做的事。

宝宝可能越来越喜欢上饭桌和大人一起吃饭，这是培养宝宝进食兴趣的好时机，但要注意，不要烫着宝宝的小手。

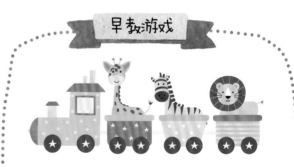

自己捧杯喝水

在有两个手柄的杯中倒入 10 ～ 20 毫升温开水，让宝宝双手扶柄捧杯喝水。开始时，妈妈可帮助托住杯底，宝宝拿稳后可以放手在旁边等候，待杯中的水喝完后加水。每次不超过20 毫升，防止加水太多洒出来。喝水前可先给宝宝戴上围嘴。让宝宝练习自己端杯喝水，渐渐减少洒漏。宝宝熟练地用杯喝水后，白天可以练习用杯喝奶，为最后告别奶瓶做准备。

宝宝 10 个月 2 周

虽然宝宝还不会用语言交流，却能以其他方式和爸爸妈妈进行交流。妈妈通过宝宝的表情、举止，基本能够判断出他的要求，宝宝也能够听懂妈妈说的意思了。比如，当宝宝指东西时，就是在告诉你"妈妈，我想要那个"。他现在会经常绕着家具的边缘走动。当他能自在漫游时，他就会开始稍微放手或不再抓得那么紧。你会看到他练习用脚尖或用一条腿站立。他可能只靠一只手来支撑自己就能轻松地向前弯身捡起东西。

宝宝成长与发育

生活规律了

现在宝宝的生活已经很规律了，每天会定时大便，他心里也会有自己的小算盘，明白早晨吃完早饭后就可以去小区的公园里溜达。

手膝并用爬行

宝宝也许能够很好地手膝并用爬行了，并且他能保持上身与地板平行。一些宝宝会跳过爬行阶段，从小手撑在地上挪动小屁股滑行直接进入站立阶段，厉害的宝宝或许会爬上楼梯了，有的甚至还能扶着家具走上几步，没准儿他还会放开小手，独自站立片刻。多数宝宝会在 9 ~ 12 个月迈出人生第一步，到十四五个月时，就已经走得很好了。如果宝宝还没开始走，妈妈再耐心等等，很快宝宝就能迈出自己的第一步啦。

喜欢扔东西

宝宝的小手正越来越灵巧，他已经学会随意伸开自己的手指啦。淘气的宝宝喜欢扔东西了。如果你将小玩具放在他椅子的托盘上或床上，他会将东西扔下，并随后大声喊叫，让别人帮他捡回来，然后他会重新扔掉。如果你向宝宝滚去一个大球，起初他只是随机乱拍，随后他就会拍打，并可以使球朝你的方向滚过去。

宝宝成长发育指标

体重	身长
男婴 7.4 ~ 11.4 千克	**男婴** 68.7 ~ 77.9 厘米
女婴 6.7 ~ 10.9 千克	**女婴** 66.5 ~ 76.4 厘米

生理发展

+ 扶着家具慢走。

心智发展

+ 会模仿他人的语言旋律、音调变化和面部表情。

感官发展

+ 会捡起极小的东西。会握杯子以及用杯子喝水。

社会发展

+ 不总是合作。碰到陌生人会退缩。

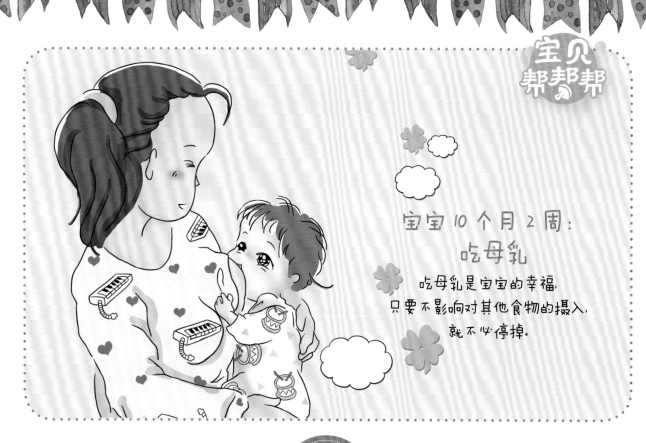

宝贝
帮帮帮

宝宝 10 个月 2 周：
吃母乳

吃母乳是宝宝的幸福，
只要不影响对其他食物的摄入，
就不必停掉。

该不该断母乳

　　母乳质量好的，就继续喂下去；母乳质量不好的，只要不影响宝宝对其他食物的摄入，也不必停掉，吃母乳毕竟是让宝宝感到幸福的事情。

防止宝宝肥胖

　　由于宝宝能吃的东西多起来了，有些食量大的宝宝不但能吃奶，还能大口大口地吃很多辅食，宝宝能吃是好事，但爸爸妈妈不能一味这样喂下去，一旦胃口被撑大，再想变小就比较困难了，很容易导致宝宝出现肥胖。所以，对特别能吃的宝宝，爸爸妈妈要每天监测他的体重，如果每天增长超过 30 克，就要想办法控制了。主要从饮食结构上调整，少给宝宝吃主

喂养
要点

食，多吃蔬菜水果和含蛋白质丰富的肉、蛋等，在保证营养均衡的前提下控制总热量的摄入。

愉快的进餐时光

　　宝宝现在会对大人的餐桌表示极大兴趣，可以让宝宝和大人们在同一饭桌上共同进餐，这样宝宝会觉得很愉快。但要移开烫的饭菜，因为宝宝肯定会去抓饭。另外，在避免烫伤的同时，还要告诉宝宝这是不对的。

选择宝宝的手抓食物

　　妈妈为宝宝选择手抓食物遵循的基本原则是：避免让宝宝拿到不好消化的东西。煮熟的小块蔬菜、面条和削皮切碎的水果，都是适合宝宝用小手抓着吃的好食物。

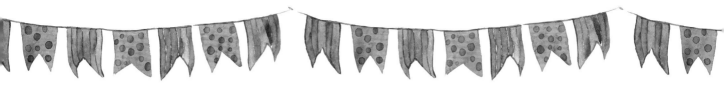

宝宝护理

给宝宝一个安全的家居环境

一定要把对婴儿可能有危害的物品放到安全的地方。小小的药粒可能会被宝宝捏起来放到嘴里，这是非常危险的。即使有人看护，也很难照顾到，可能一眨眼，宝宝就把东西放到嘴里了。等宝宝被异物卡了，看护人才发现，就已经晚了。

特别关注

不要把宝宝交给学步车

这个月的宝宝喜欢到处走动，如果放到学步车里，宝宝无法控制轮子的速度，会到处横冲直撞，如果遇到阻碍很可能会摔倒、摔伤。

舌系带过短问题

舌系带过短会影响宝宝发音。检查方法是，当宝宝伸舌时，舌尖很短或舌尖呈"W"形，这需要请医生矫正。

潜能开发

当宝宝指着一件东西时，妈妈顺便把那件东西的名称告诉宝宝。

心灵则手巧。锻炼宝宝的手指灵活程度，在保证安全的情况下，让他尽量捏起小物品。

给宝宝穿衣服时告诉他"伸手""举手""抬腿"等，慢慢宝宝就能用动作配合。

找到进口和出口

取一个方形的小盒子，上方正中开一个圆口，在下方一个角上再开一个出口。将小球从上方的圆口投入，摇动盒子使宝宝听到球在里面滚动的声音。宝宝伸手来拿时，将盒子倾斜，使球从角的开口处滚出来。宝宝拿起盒子听不到声音，也找不到小球。妈妈再把球投入，看看宝宝是否有办法让球从角的开口处滚出。这个游戏能培养宝宝的观察力。

大手拉小手齐步走

先看宝宝是否能一手扶家具向前走，如果能，表示宝宝身体能够平衡，可以开始牵着宝宝双手向前走步。如果宝宝仍然双手扶着家具横跨，牵手走步要等下个月才能开始练习。双手牵着走有两种走法：一种是妈妈与宝宝方向一致，宝宝在妈妈前面，两人同时迈右腿再迈左腿；另一种方法是两人相对，妈妈牵着宝宝双手，宝宝向前，妈妈后退。最好一边走一边数数。1、2、3、4，如同跳舞那样练习，这样宝宝既练了走步，又听熟了数数。这种练习可让宝宝保持身体的平衡，学会稳步地行走。每天练习 1 ~ 2 次，每次 3 ~ 5 分钟即可。

宝宝 10 个月 3 周

宝宝会玩积木了，虽然不会摆，但是会一块一块装到桶里，再从桶里一块一块拿出来。他也会用两个玩具互相碰撞，会把球扔出去。宝宝现在有了延迟记忆能力。对妈妈告诉的事情、物体的名称可记忆 24 小时以上，印象深的可延迟记忆几天，甚至时间更长。宝宝的思维能力在这个阶段也开始有了萌芽，他意识到有时可以借助一些外在的东西帮自己解决问题，比如通过拽桌上的桌布拿到上面放着的玩具。

宝宝成长与发育

行动渐渐独立

再过几周，宝宝就要过 1 岁生日了。虽然他现在还需要你的照料和呵护，但他已变得越来越独立了。宝宝独自站立、弯腰和下蹲等动作都清楚地表明了这一点。兴许宝宝还能拉着你的手走路了，而且他还会伸出胳膊和腿来配合你穿衣服。

会自己喝水

说不定你的宝宝能自己喝水了。一旦宝宝能够自己从杯子里喝水，你可要当心一点儿了，要躲着他扔过来的杯子。因为他喝完水后，也许会轻轻地把杯子放下，但也很可能会把杯子扔出去。

认识常见的人和物了

宝宝越来越厉害了，他能够认识常见的人和物。学会观察物体的属性，通过观察他会获得形状、构造和大小的概念。甚至，他开始理解某些东西可以食用，而另外一些东西则不能。虽然宝宝仍然将所有的东西放入口中，不过现在只是为了尝试一下而已。宝宝依旧喜欢扔东西的小游戏，他会故意把东西扔掉，然后调皮地等着你或别人再捡起来。

宝宝成长发育指标

体重	身长
男婴 7.4 ~ 11.4 千克	**男婴** 68.7 ~ 77.9 厘米
女婴 6.7 ~ 10.9 千克	**女婴** 66.5 ~ 76.4 厘米

生理发展

+ 站着时会靠着支撑向前倾。会蹲及弯腰。

心智发展

+ 会说几个可理解的字。

感官发展

+ 帮他穿衣时会伸出手臂及腿配合。会拿起盒盖。

社会发展

+ 在小朋友间有自己的主张。

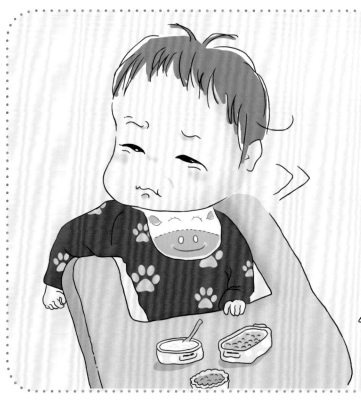

宝宝 10 个月 3 周：

断母乳指标

1. 宝宝除了母乳，不接受任何其他食物；
2. 夜间频繁吃奶，严重干扰母子睡眠；
3. 母乳供给不足，但宝宝不吃其他食物；
4. 妈妈有医学上需要断奶的疾病。

添加辅食的小细节

现在的宝宝在继续坚持每天保证奶量的同时，辅食已慢慢变成主食了。作为宝宝的大厨师，你还要记住一些小细节：

+ 不吃生硬带壳的食物，如桂圆、黑瓜子等；
+ 不吃刺激性食品，如辣椒、胡椒等；
+ 一些豆类在没有磨碎前也不要给宝宝吃；
+ 鱼、虾、排骨等要认真检查没有刺及骨渣后才可以给宝宝吃；
+ 少吃容易产生气胀的食品，如洋葱、生萝卜等；
+ 少吃或不吃含糖量过高的食物，如巧克力等。

用丰富的生活戒掉母乳依赖

依赖母乳的宝宝，除了是因为饥饿，更重要的是

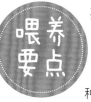

要寻求一种安慰来满足情感上的需求。所以，可以在白天给宝宝安排丰富多彩的活动，让他充实起来，玩一些以前没有做过的小游戏来吸引他。当孩子有事可做时，他通常就会忘却这种吃奶的需要。

宝宝护理

预防吸吮癖

到了这个月，有的宝宝不爱吃妈妈的奶头了，妈妈的奶头也就不再是哄宝宝入睡的有力武器。宝宝需要一段适应过程，慢慢就会自然入睡了。如果宝宝不吃奶头，转而吃手指或吸吮奶嘴等其他物品，应该慢慢纠正，不能顺其自然。养成吸吮癖是不好改止的。

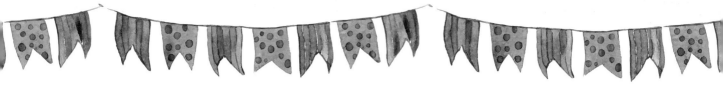

特别关注

别把宝宝交给玩具

有的爸爸妈妈因为没有时间陪宝宝玩，就给宝宝一大堆玩具让宝宝自己玩，这样只能让宝宝对玩具产生依赖感，尤其是这个月的宝宝，随着各项能力的发展，已经不满足房间里有限的空间，更不愿被困在大人的怀里，他们更喜欢接触外面的世界，看到更多的人和新鲜有趣的事物，爸爸妈妈再忙也要抽时间陪宝宝，多带宝宝到户外玩。

别让电视做宝宝的老师

不要依赖光碟或电视对宝宝进行所谓的"早教"，妈妈和宝宝的交流接触才是宝宝成长的最佳早教课。

不要让宝宝用哭来要挟你

这个月的宝宝已经学会"讨价还价"和"察言观色"，父母要有是非对错的原则，尽量给宝宝放宽尺度，但确实不能做的事就坚决不允许，不要一听到宝宝哭就妥协，这会让宝宝学会用哭来要挟父母。

潜能开发

由于宝宝已有了最初的思维能力，和宝宝做游戏时，不再都是直观的游戏了，要适当增加能促使宝宝思维的游戏项目。

这个阶段可以让宝宝通过图画书认图、认物。

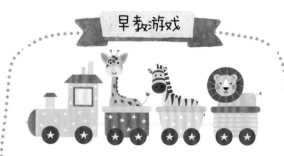

宝宝学说话

经常和宝宝交谈，教他新词汇。在换尿布、喂饭以及和宝宝玩的时候说出物品的名称。更多的传授语言的方式还包括：给宝宝唱童谣或催眠曲，大声地朗读，玩字词游戏，如"玩具车在哪里？"如果你听到宝宝在努力说一个词，可以温柔地、清晰地重复一遍，这样可以让宝宝学习到正确的发音。

扶物蹲下捡玩具

宝宝已能扶着凳子站立时，可把玩具推到宝宝身边，让宝宝一手扶凳子，另一手将玩具捡起。在捡物时宝宝学会一手扶凳子，弯腰后仍能保持平衡再站起来。让宝宝练习从双手扶物进步到单手扶物，且弯腰移动后能保持身体平衡。宝宝逐渐学会单手扶物，身体朝向与走路方向一致，而不再是横行跨步了。

宝宝 10 个月 4 周

宝宝可能越来越淘气了，你会发现对付这个小家伙可是需要很多的智慧呢！他现在已经能够听懂简单的指令，可是当你极力想阻拦他做一件事情时，他往往装作没听见，不搭理你。因此，不要频繁地阻拦宝宝的行动，只要不危害他的健康和安全，尽量给他更大的空间和自由。这不但可以进一步激发宝宝的探索欲，而且还会使你的话更有分量。宝宝开始喜欢和其他小朋友一起玩，并且很多时候会坚持自己的意愿。

宝宝成长与发育

喜欢和小朋友在一起

宝宝开始喜欢和别的小朋友在一起，但通常他会开心地坐在其他宝宝的旁边自己玩，而不会和别人一起玩，他们还不理解交朋友是怎么回事。妈妈可以为宝宝找一些经常在一起玩的小伙伴，这是鼓励你家小宝贝发展社交技能的好方法。安排宝宝和小伙伴们一起玩，可以为他学习与别人交流、互动打下良好基础。

同时，宝宝可以从这些小伙伴身上学到新的玩法。当然，对于妈妈来说还有一个收获，即可以和其他父母轮流照看宝宝，并且家长之间能互相支持和鼓励。

开始害怕东西

当宝宝听到哪怕是以前熟悉的声音，比如邻居家的狗叫声、吸尘器的声音或门铃的声音等，他也可能会突然哭起来，想要你抱。不管怎样，你要多抱他，多亲吻他，这能让他觉得欣慰、放心，你就在他身边。

宝宝成长发育指标

体重
男婴 7.4 ~ 11.4 千克
女婴 6.7 ~ 10.9 千克

身长
男婴 68.7 ~ 77.9 厘米
女婴 66.5 ~ 76.4 厘米

运动能力

+ 现在的宝宝喜欢蹦蹦跳跳，可能学会一些舞步，特别是小女孩会很喜欢跳舞。有的宝宝的动作模仿力和表现力已经显示出一定的天分。

生理发展

+ 会跨出一步而不用抓任何东西。会用脚尖站。会将勺送到嘴里。

心智发展

+ 以充满音调的方式说长的儿语句子。

感官发展

+ 会翻书页。会扒掉鞋子和袜子。

社会发展

+ 寻求赞同。和另一个孩子从事相对的游戏。

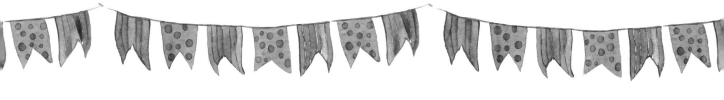

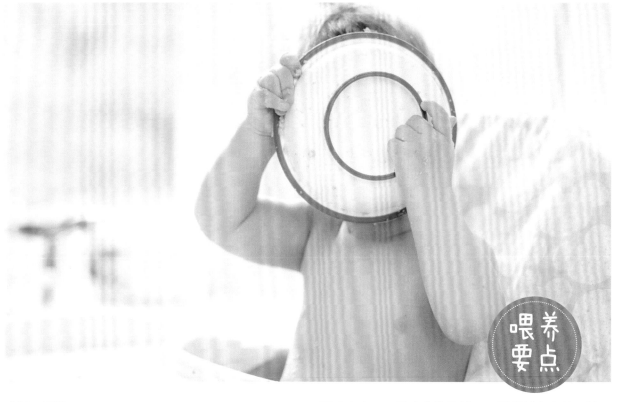

吃饭不要比

宝宝和宝宝之间的饮食差异很明显，不要去比较：有的宝宝能吃一小碗米饭了，有的能吃半碗，有的只吃几勺；有的爱吃菜，有的不爱吃菜……要看宝宝是否正常发育，如体重、身高、头围、肌肉、骨骼、皮肤等要素是否保持在正常指标范围内。如果是，这样的喂养就是成功的喂养。还要尊重宝宝的个性和好恶，让他快乐进食。

宝宝护理

不要过多地干预宝宝活动

宝宝喜欢冒险，只要没有危险，妈妈不要过多干预宝宝，就让宝宝尽情地玩吧。真正面临危险时才需阻止宝宝。玩是宝宝的天性，不要扼杀宝宝的天性，玩也是宝宝认识、学习的过程。

特别关注

防止触电

这个月的宝宝喜欢用手指或细长的物体去捅有洞孔的地方，所以最好给家里的电源安上安全插座，以防一时疏忽使宝宝触电。

防止气管异物

要注意检查宝宝的衣服，最好不要选用有纽扣和小配件的，玩具也要注意检查是否有零件脱落，提高警惕是安全的关键。

不要养成边吃边玩的习惯

宝宝餐椅是个不错的选择，可以有效制止宝宝吃饭的时候乱跑。

睡前阅读习惯的培养

现在的宝宝有了延迟记忆能力，记忆可以保存24小时以上，所以可以进行一些早期教育了。可以根据宝宝的爱好给宝宝看画册、读儿歌、认颜色或听音乐。总之，尽可能多让宝宝接触新鲜事物，尊重宝宝的喜好，不强行灌输。

潜能开发

当宝宝受挫了，他可能会闹脾气。每当这个时候，妈妈一定要保持冷静，控制自己的情绪。

宝宝现在非常喜欢模仿，多给宝宝提供模仿你的机会，表情、语调、姿势都可以。

虽然不能频繁地对宝宝说"不"，但是立一些规矩还是非常有必要的。当宝宝试图破坏规矩时，你的态度一定要坚决，而且必须是持久统一的。

早教游戏

拾物入瓶

把钙片倒在纸巾上，妈妈同宝宝一起把钙片捡入瓶中。宝宝用食指和拇指能夹住钙片逐片放入瓶中。妈妈和宝宝比赛，看谁捡得快。宝宝放一片妈妈数1，放两片妈妈数2，看看宝宝能放进去几片。练习用食指和拇指捡细小的东西，放入口径较小的瓶中，以锻炼准确松开手指的能力。宝宝放一个妈妈数一个，有赞美宝宝真棒的意思，让宝宝跟着数，顺便练习数1、2。

吃蛋糕，识大小

将一块直径5～6厘米的完整蛋糕放在盘子上，旁边放一块切下1／4的蛋糕。给宝宝洗净小手，把盘子放在宝宝面前，让他"拿小的"，看看宝宝的反应。多数宝宝不听从命令而直接拿大蛋糕，有些宝宝会拿起小的给妈妈，自己仍然去拿大的。这说明宝宝能用眼估量出蛋糕大和小，而且喜欢大的。

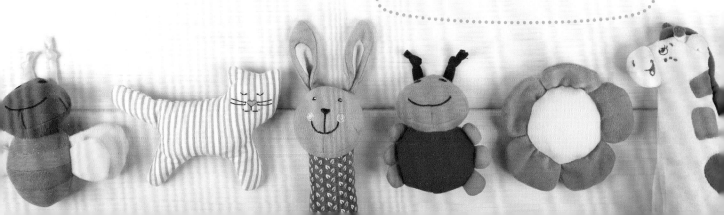

宝宝的辅食——来点儿软饭吃吃

本月宝宝可以在粥的基础上逐渐增加稠粥或软饭。宝宝接受食物、消化食物的能力又增强了，他的食物不可太细碎，要比上月的辅食质地再粗一些。宝宝可以凭几颗门牙和牙床就把熟菜块、水果块嚼烂再咽下去。要让他学习咀嚼，这样的咀嚼练习有利于语言的发育和吞咽功能、搅拌功能的完善，增强舌头的灵活性。

豆腐软饭

食材：
大米 100 克
豆腐 50 克
青菜 30 克
肉汤（鱼汤）适量

做法：
1. 大米淘洗干净，煮成软饭。
2. 将青菜洗净，切成碎；豆腐放入开水中焯一下，切成小块。
3. 将煮好的米饭放入小汤锅内，加入肉汤（鱼汤）一起煮，煮开后加豆腐、青菜碎，煮软即可。

营养小贴士：软饭能很好地锻炼宝宝的咀嚼能力，并且是从粥到成人饮食的过渡。

西蓝花鸡肉沙拉

食材：
鸡肉 30 克
西蓝花 1 朵
熟鸡蛋黄 1 个
原味酸奶 1 杯

做法：
1. 将鸡肉、西蓝花分别洗净切成小块。
2. 将上述食材放入小汤锅中煮熟，捞出后切碎；鸡蛋黄切碎。
3. 将所有材料加入原味酸奶拌匀即可。

营养小贴士：鸡肉富含蛋白质且维生素 A 的含量也比其他肉类多，适合宝宝食用。

杂蔬烩饭

食材：
西蓝花 2 朵
胡萝卜 1/2 根
玉米粒 20 克
猪肉 30 克
香菇 1 朵
米饭 适量
油 适量

做法：
1. 西蓝花、玉米粒、猪肉、香菇洗净后均切碎，胡萝卜洗净后去皮切碎。
2. 锅中倒入适量的油，放入肉碎煸炒，然后放入所有蔬菜碎。
3. 煸炒均匀后加入清水适量，再加入米饭，待米饭煮软收汁即可。

营养小贴士：这款烩饭可以为宝贝提供所需的热量和营养素，还可以很好地促进牙齿的发育。

鱼香饭团

食材：
净鱼肉 80 克
软饭 1 小碗
海苔 2 片

做法：
1. 将净鱼肉放入小汤锅中煮熟，捞出后切碎。
2. 将煮熟的鱼肉碎包在米饭中，然后揉成小圆球或用模具做成好看的造型。
3. 将海苔搓碎后撒在饭团上即可。

营养小贴士：在软饭基础上妈妈可以混搭一些蛋白质含量高的肉类，也可以加入蔬菜等。妈妈可以根据宝宝特点，由软到硬、循序渐进地增加辅食。

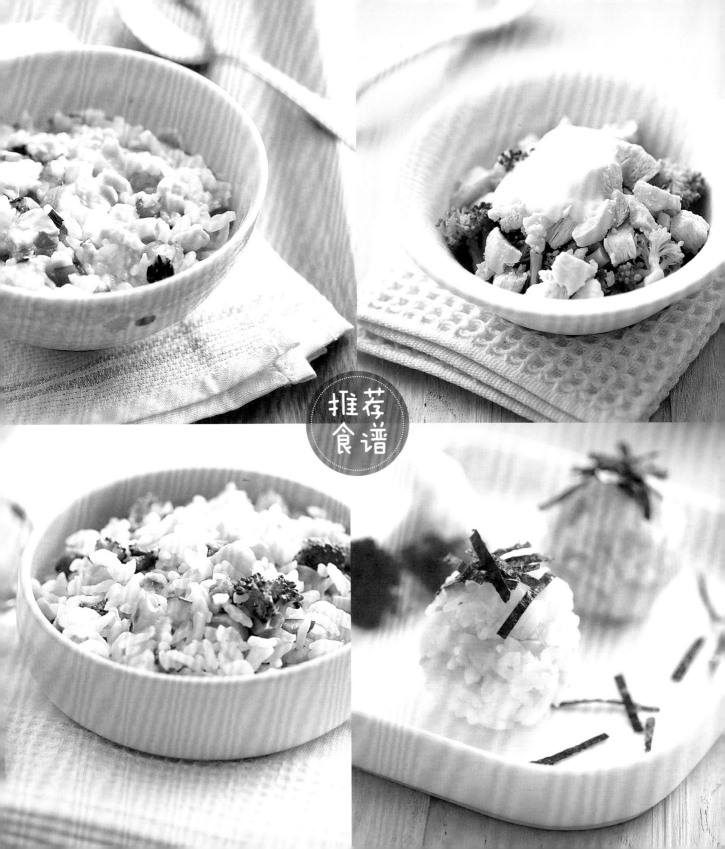

推荐
食谱

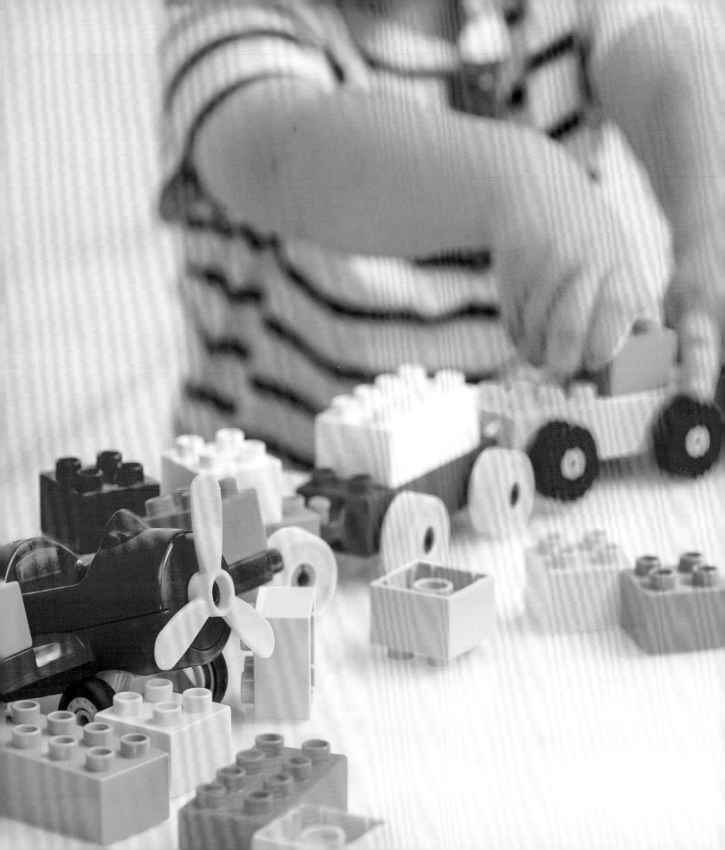

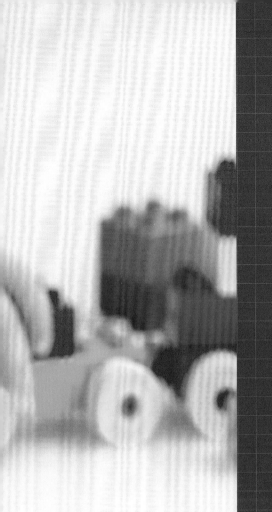

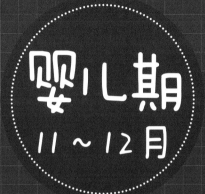

婴儿期
11~12月

　　宝宝马上就要过 1 岁生日啦！经过了 365 个日日夜夜，宝宝在爸爸妈妈的呵护下，已经从一个柔弱的、嗷嗷待哺的小婴儿，变成一个眼观六路、耳听八方的机灵鬼。宝宝在第一年中，经历了不可思议的变化，他的大脑已长到将近成人的 60%，他的视力几近成熟，他的能耐越来越大了。得到了更多训练的宝宝已经蹒跚走路了。如果你的宝宝说话早，还能够模仿小动物的叫声，甚至能用语言表达简单的要求。现在，你需要当个热心听众，因为此时的宝宝非常热衷于叽里呱啦地"说话"。

宝宝11个月1周

进入婴儿期的最后一个月，宝宝的能耐可是越来越大了。他现在可以抓着你的手走得很好，他喜欢不停地动，动作会让他兴奋。他现在的手眼协调表现得更好了。他有足够的控制力能将汤匙放进嘴里，他现在可能会使用左手或右手。在以后的一段时间中，宝宝来回交换使用双手是常有的情形。随着宝宝对于走路信心的增加，他会偶尔放开支撑他的东西。

宝宝成长与发育

能力进步

宝宝会站稳或者能独立走几步，这是较大的变化。由于宝宝活动范围增大，所以能量需要较多。

宝宝认知能力增加，能记住身体部位、用品和食物名称。开始理解大和小，并可以学认第一种颜色——红色。

手眼的协调有进步，能捏细小的东西并放入瓶中，学会拿蜡笔乱画，会拿勺子吃几口饭。快满1周岁时会将硬币投入储钱罐的小缝隙中。

会用动作表演儿歌，称呼2～5个大人，还会学动物叫。

运动智能

宝宝越来越会玩了，勺子对他有了特殊的意义，不仅可以当做敲鼓的鼓槌，还可以学习自己往嘴里送食品。宝宝也更调皮啦，学会穿裤子时伸腿，用脚蹬去鞋袜。

宝宝成长发育指标

体重
男婴 7.6～11.7 千克
女婴 6.9～11.2 千克

身长
男婴 69.9～79.2 厘米
女婴 67.7～77.8 厘米

生理发展
+ 可以不抓任何东西走一两步，也可借助有轮的玩具走路。

心智发展
+ 会辨认图片中的动物。对事件可记得较久。

感官发展
+ 偏好用某一只手（左手或右手）。

社会发展
+ 会注意任何喜欢的东西。在要求下会亲吻。和父母分开时会有强烈的反应。害怕陌生的人和地方。可能拒绝被喂食，坚持自己吃东西。

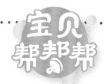

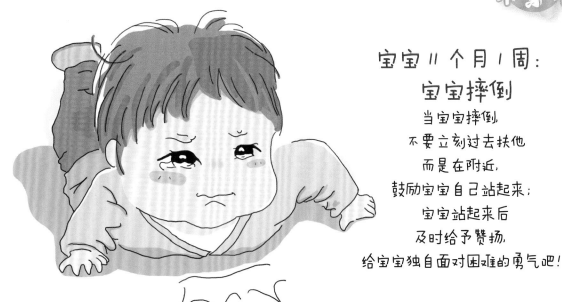

宝宝 11 个月 1 周:
宝宝摔倒
当宝宝摔倒
不要立刻过去扶他
而是在附近,
鼓励宝宝自己站起来;
宝宝站起来后
及时给予赞扬,
给宝宝独自面对困难的勇气吧!

饭菜由辅食变为主食

随着宝宝一天一天长大,奶已经满足不了他的生长发育需求,而是需要由食物提供营养。这个月开始,宝宝的饮食结构要逐步向幼儿期过渡,一日三餐以饭菜为主,中间再加两顿餐。奶还是要喝,但不要放在正餐前后,以免影响进食。所选的食物应该包含更全面的营养,碳水化合物、脂肪和蛋白质是必不可少的,可以通过粮食、肉类、蛋类、鱼类、蔬菜和水果提供。

食物的硬度比大人的饭菜稍软

这个月大多数宝宝都已经长出了上下切牙,可以咬动较硬的食物,但臼齿还没有长出来,不能把食物咀嚼很细,因此饭菜要做得比大人的相对软一些。如

喂养要点

软饭、饺子、碎肉等。不要像以前一样把食物制成泥或糊,以便帮宝宝逐渐适应幼儿期的食物形态。

不必断奶

如果妈妈奶水好,也不影响宝宝进食其他食物,可以延续母乳喂养到 1 岁半。

别用酸奶、豆浆代替奶

有的宝宝不爱喝配方奶,妈妈就用酸奶或乳酸奶代替。虽然酸奶本身也有不少营养价值,但酸奶中的乳酸会对宝宝的肝脏发育不利。另外,也不能用豆浆代替奶,豆制品是粗质蛋白,不易被宝宝吸收利用,食用过多反而增加肾脏负担。

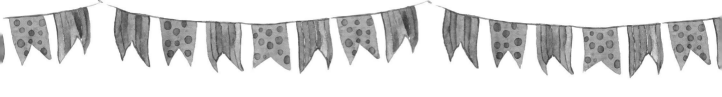

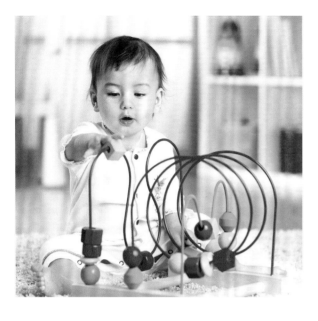

特别关注

制止宝宝做不该做的事

随着宝宝一天天地长大，宝宝的本事也越来越大了，会做出各种各样的"淘气"事儿。婴儿期的宝宝处于完全的本我阶段，他会不加约束地做自己想要做的一切。什么是对与错，大人喜欢与否他都不知道。此外，宝宝还想通过自己的行为来验证自己的能力，他想让所有的人都知道他有能力改变一切。

面对宝宝错误的行为，父母不能放任不管。有些父母认为，孩子那么小说他也没有用，这是因为在应该批评孩子的时候而没批评的缘故。当宝宝做错事的时候，父母的态度要明确、表情要严肃、语气要严厉，这样宝宝就会意识到自己所做的事情是不对的。这阶段的宝宝虽然还不太会说话，但对于大人的感情变化，宝宝从小就很敏感。父母要注意，对于宝宝的"淘气"，严厉制止是可以的，但不要体罚。体罚会导致宝宝疏远大人，而自尊的缺失还会造成宝宝更加逆反。

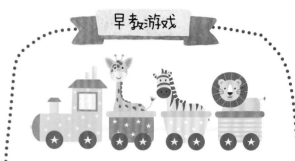

早教游戏

学脱鞋袜

让宝宝自己用手脱去鞋袜，而不是用脚去将鞋袜蹬掉。脱下以后，要将鞋袜放好。宝宝能够坐在小椅子上先将鞋脱去，然后把袜子脱去，再把袜子塞进鞋里，把鞋放在平时放鞋的地方，然后再坐下来玩。如果宝宝全部完成，妈妈要及时表扬。这个游戏可帮宝宝锻炼自理能力，养成把东西放在固定地方的习惯。

上台阶

带宝宝从外面回家时，牵着宝宝上台阶。初学时，宝宝会先迈上一级，双脚站稳后再迈第二级，爸爸或妈妈可以在宝宝上台阶的时候替宝宝数数，一级、两级、三级地一直数上去，宝宝一面学上台阶一面学数数。让宝宝练习高空平衡。每上一级台阶身体要适应一种新的高度，在上台阶时身体的重心先落在下面的单足上，然后重心移动上了高台阶的单足，重心不断转移而使身体不断适应并保持新的平衡。

宝宝 11 个月 2 周

到了这个阶段，你的宝宝会有较长的时间保持清醒。他白天睡得较少，而夜晚睡得较长。宝宝不但能认识亲人，还能分辨生人和熟人。宝宝经常看到的人，他一眼便能认出来，对着他们笑。对从来没有见过的人，宝宝会瞪大眼睛很警惕地看着他们。如果陌生人勉强将宝宝抱过去，他可能会使劲挣扎，或许会哭。如果宝宝看到妈妈抱别的孩子，他会表现出生气、着急。

宝宝成长与发育

认知智能

宝宝现在喜欢翻开书页，陶醉在精美的图画书里，虽然他还不能一页页像模像样地看书。专为婴幼儿编写的经典童话绘本、介绍色彩与形状的益智画册等都是宝宝爱看的书籍。妈妈可以到书店的亲子专区去挑选适合自己宝宝阅读的图书。

个性发展

此时的宝宝已经能执行大人提出的简单要求。他会用自己的面部表情、简单语言及动作与成人交流。宝宝喜欢和成人交流，并且喜欢模仿成人的举动。宝宝开始有分享的意识了，能试着给别人自己的玩具。心情也开始受妈妈的情绪影响，在不断的实践中，他会有成功的愉悦感。当受到限制，遇到"困难"时，他仍然以发脾气、哭闹的形式发泄不满和痛苦。

宝宝成长发育指标

体重
男婴 7.6 ～ 11.7 千克
女婴 6.9 ～ 11.2 千克

身长
男婴 69.9 ～ 79.2 厘米
女婴 67.7 ～ 77.8 厘米

生理发展
+ 有的宝宝会颤巍巍地向前迈步，大人牵一只手就能走了。

心智发展
+ 会响应指示。可能会说几个字。

感官发展
+ 会拿掉容器的盖子。

社会发展
+ 会给玩具和拿玩具。

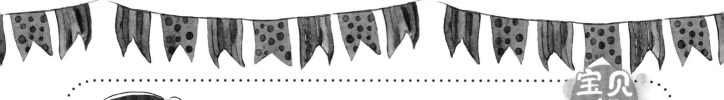

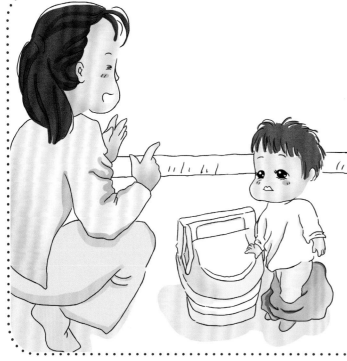

宝宝 11 个月 2 周：

珍惜沟通萌芽期

宝宝已经能用一些词语
表达自己的意思了。
你要做个热心听众，
对宝宝的声音做出积极回应，
帮助他理解双向沟通。

喂养要点

豆制品不宜多吃

豆制品虽然有营养，但不利于宝宝生长，所以一天摄入不超过 50 克。断奶不等于断奶制品，每天要保证 500 毫升配方奶。除了给宝宝高蛋白质的食物以外，还要给宝宝谷物类食物。让宝宝养成不偏食的习惯是最好的，这样才能保证营养全面。1 岁以后仍然需要补充鱼肝油，但量要减少，每日补充维生素 A600 国际单位、维生素 D200 国际单位。如果宝宝不爱吃水果，要补充维生素 C。

偏食挑食

添加辅食初期给宝宝做好口味引导能减少偏食和挑食的情况发生，添加过程中不宜对某些食物喂得过多，最好在制作辅食的过程中将几种食物混合，做成复合味道，也有利于宝宝形成均衡饮食的习惯。

让宝宝爱上吃饭的小妙招

+ 创造良好的进餐氛围，大人保持温和而坚定的态度，并以身作则；
+ 通过改变形状、颜色、烹调方式等将食物变得有趣；
+ 让宝宝尽早学会自己吃饭，有独立吃饭的成就感；
+ 用有趣的故事引导宝宝；
+ 不强迫宝宝进食；
+ 增加宝宝的户外活动量。

特别关注

防止手指夹伤

宝宝现在会四处走动了，会在家里到处"旅游"，翻箱倒柜，妈妈要提前把安全措施做好，防止门和抽屉夹伤宝宝手指。门尽量用门吸固定，宝宝关抽屉的时候也要小心看护。

没出牙别乱补

不知道婴儿出牙有早也有晚的母亲，看到下个月孩子就过 1 周岁生日了，可还没出牙，就开始着急了，以为是佝偻病在作怪。如果出牙晚是因为佝偻病的话，宝宝会有其他的佝偻病症状。宝宝非常健康，身体其他部分的发育正常，运动功能也良好，即使还没出牙，也可以放心地等待，切勿乱补。

潜能开发

科学家确信，宝宝的早期经历在他们的长远成长过程中发挥着重要作用。平时一些自然而又简单的动作，如搂抱、轻拍、对视、对话、微笑等，都会刺激宝宝大脑细胞的发育。在充满爱、气氛欢乐的家庭里长大的宝宝，情感健全，处理问题的能力相对较强。

在一个充满忧虑和紧张气氛家庭里长大的宝宝，要比在充满爱心和欢乐气氛的家庭里长大的宝宝，缺乏处理问题的能力，而且很容易被自身的情感压垮。

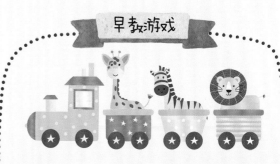

早教游戏

照料娃娃

为宝宝选择可穿脱衣物的玩具娃娃，使宝宝在学习照料娃娃时，能同时学习穿脱衣服。要让宝宝感到玩具同人一样，也要妈妈照顾。用盒子给娃娃做一个小床，拿一块毛巾当被子，同宝宝一起哄娃娃睡觉，喂它吃奶、吃饭。让宝宝给娃娃把大小便，让宝宝模仿妈妈照顾自己的方法去照顾娃娃，也可给娃娃洗澡、换衣。当宝宝生气虐待娃娃时，妈妈要及时制止并告诉宝宝"娃娃会痛的，不能用脚踢娃娃"，"娃娃摔坏了，让妈妈看看"。尽量按照自己照顾宝宝的正面态度去影响宝宝照顾娃娃，使宝宝学会照顾他人。让宝宝学会照料别人、重视别人，养成替别人着想的习惯。

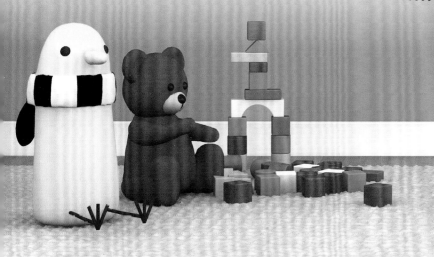

宝宝11个月3周

现在，宝宝的注意力能够有意识地集中在某一件事情上，这使宝宝的学习能力有很大提高。也许你发现，宝宝对家居物品的兴趣远远超过了玩具，他可能很喜欢梳子、手机、遥控器、小药盒等物品。现在，宝宝虽然还不会说很多话，却能听懂许多话的意思了，他与周围人交流的方式越来越丰富，如招手、鼓掌、再见……宝宝的活动能力很强了，学会爬行与站立让他的知觉更敏锐。通过尝试，他也了解到同样的物品可以用不同的方式来使用和玩，也了解物品和他是分别存在的，他开始将自己看成周围世界的一部分。宝宝会不断地重复做某件事，他可并不是想惹恼你，他的行为只是反映了他对世界的经验和理解还有限。

宝宝成长与发育

认识不同的事物

现在是宝宝词汇量增长的快速时期，妈妈要不断和宝宝说话，告诉他各种东西的名称，帮助宝宝认识每个东西和名称，你教得越多，宝宝的词汇量就增加得越快。你可以在上楼梯的时候给宝宝数台阶，买东西的时候告诉宝宝水果和蔬菜的名字与颜色。你也可以给宝宝朗读图画书，并让他指出认识的东西，说出它们的名字。

鼓励宝宝发表意见

偶尔也鼓励宝宝发表一下意见：问问他愿意穿红袜子还是蓝袜子，想玩积木还是洋娃娃。一次只给宝宝两种选择，而且都放在他面前。宝宝的表现也许会让你大吃一惊哦。

语言智能

宝宝可以准确理解简单词语的意思了，能听懂3~4个字组成的一句话。他喜欢模仿大人的声音说话，说一些简单的词，连音调的变化也会模仿。宝宝有时候会说出一些让人难以听懂的话，但他自己却头头是道的样子。

宝宝成长发育指标

体重
男婴 7.6 ~ 11.7 千克
女婴 6.9 ~ 11.2 千克

身长
男婴 69.9 ~ 79.2 厘米
女婴 67.7 ~ 77.8 厘米

生理发展
+ 会爬上和爬下楼梯。可能会从蹲的姿势挺起成站姿。

感官发展
+ 开始学习正确使用玩具，如木板和槌子、电话等。

心智发展
+ 假如没看到东西但记得它最后的位置，会寻找隐藏的物品。

社会发展
+ 对人和物品表示好感。可能会自己脱衣服。

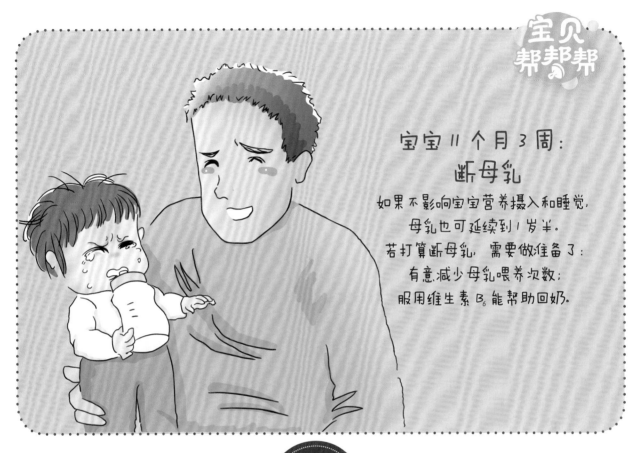

宝宝11个月3周：
断母乳
如果不影响宝宝营养摄入和睡觉，
母乳也可延续到1岁半。
若打算断母乳，需要做准备了：
有意减少母乳喂养次数；
服用维生素B_6能帮助回奶。

断奶的问题

一些妈妈准备在宝宝1岁以后就断掉母乳，所以从现在开始就要有意减少母乳的喂养次数。如果宝宝不主动要，就尽量不给宝宝吃了。如果宝宝夜间哭闹着要吃奶，就不要断了夜奶。断奶要选好时间：如果准备给宝宝断奶的话，应尽量避免在冬季和夏季。如果不影响宝宝对其他饮食的摄入，也不影响宝宝睡觉，妈妈还有奶水，母乳喂养可延续到1岁半。有的宝宝1岁以后，即使不断乳，自己对母乳也不感兴趣了，可吃可不吃的样子，这样的宝宝是很容易断乳的，不要采取什么硬性措施。如果服用维生素B_6回奶，可继续给宝宝哺乳。

喂养要点

宝宝要不要吃粗粮

宝宝的消化系统发育不完善，消化能力比较差，而粗粮不容易消化，所以最好不要给宝宝多吃粗粮。如果要吃，也要粗粮细做，如熬成烂粥或和白面混合做成发糕等，让宝宝容易接受。

便秘的问题

宝宝的肠道功能还没发育完善，出现便秘状况是很常见的。便秘可能是肠道菌群失调导致，也可能是饮食中缺少膳食纤维的摄入。前者可以补充益生菌制剂，后者家长制作辅食时不要加工得太细，让宝宝获取一定量的膳食纤维。

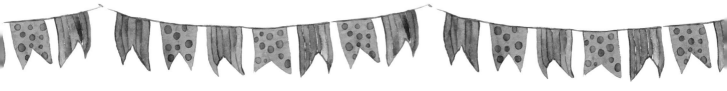

宝宝护理

宝宝的户外活动

宝宝每天进行户外活动的时间最好不少于 2 小时，或根据实际情况而定。身体较弱的孩子户外时间较身体健康的孩子要缩短；天气不好时要减少户外活动。每天户外活动可以分几次进行，每次时间不必太长，以免孩子玩得太疯太累。

不要认为抱着宝宝在马路上转两圈或逛一趟超市就是进行户外活动了，马路、商场、超市、农贸市场这些地方环境嘈杂、空气污浊，对宝宝的身心健康不利，最好少带宝宝去。适合宝宝户外活动的地方应该空气清新、宽阔平坦，如公园、广场、社区的活动区域等。

对于宝宝来说，外界的一切事物都是新鲜有趣的。到户外后，家长要少抱宝宝，在没有危险的情况下尽量让宝宝自己走，一是激发宝宝亲近大自然的本能，二是锻炼宝宝独立行走的能力。

特别关注

踮着脚尖走路

刚刚学走路的宝宝有可能会踮着脚尖或像"小拐子"样走路，这是宝宝学步过程中的正常现象，无须紧张。

潜能开发

宝宝还处在学步阶段，摔倒是避免不了的。父母要下决心，当宝宝摔倒时，让他自己爬起来，锻炼宝宝克服困难的能力。

多鼓励宝宝自己完成某一件事，如他想要玩具的话，尽可能让他自己拿，培养他的独立性

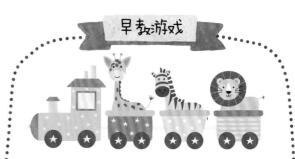

早教游戏

听声辨图

将印有动物、用品、食物等图片的认知卡放在桌上，妈妈说出名称，让宝宝找出相应的图片，重复学习多次。这一阶段的宝宝，认图的兴趣增高，比较容易学会拣出新的图片。这个游戏使宝宝手脑并用，学会听声辨图，还能动手拣出来。通过视、听、手的协作，增强宝宝记忆力。妈妈要带宝宝经常复习学的新图，并及时鼓励，培养锻炼他的学习兴趣。

辨认颜色

比如，妈妈拿起一个红色的积木，对宝宝说"红色"，宝宝能很快记住。但宝宝往往只将一种颜色与一种物体联系起来。因此，为避免宝宝混淆，妈妈最好把一堆红色的物体放在一起，告诉宝宝"这些都是红色"，让宝宝明白许多东西都可以是红色的，从而将红色变成一个共性概念。这个概念可能要延迟到 1 岁时才能真正懂得。让宝宝接受第一个共性概念，即一个词不单指一物，而是指许多颜色相同的物品。学习辨认颜色，要在宝宝已经知道许多的用品词汇之后才比较有效。如果宝宝认识的词汇不多，颜色认识就应该 1 岁后才开始学习。

宝宝11个月4周

现在，宝宝喜欢找小伙伴玩了，开始了最初始的社交活动。当看到和自己差不多大的孩子，他会很高兴，拉拉手，摸摸脸，很亲热的样子，这与过去有很大的区别。宝宝的模仿力大得惊人，你的一言一行都在潜移默化地影响着宝宝。他不但能听懂父母许多话的意思，还喜欢听父母讲故事、念儿歌，这可是宝宝不小的进步哟！要知道以前，他只能听与动作有联系的话。慢慢地，宝宝就有了听故事、儿歌的能力了。

宝宝成长与发育

学会"吃醋"啦

宝宝开始对妈妈抱其他小朋友的行为"吃醋"了，你要注意别在宝宝面前对其他宝宝太热情。这不是因为宝宝自私，而是他开始有了初步的自我意识，随着认知发育，宝宝对感兴趣的事物可以进行长时间观察，能仔细观察大人无意间做出的一些动作，逐步建立了时间、空间、因果关系。如看见妈妈倒水入盆就知道接下来要洗澡啦。

反复扔东西

现在他听到声音能直接转向声源，喜欢反复扔东西、捡东西。这是宝宝"词语—动作"条件反射形成的快速期。

人生的第一步

如果宝宝现在还不会走路，他可能很快就要迈出独立的第一步了，不过也有的宝宝要到16～17个月才学会走路。大多数宝宝初学走路的姿势是，胳膊弯着向身体两侧张开，迈着外八字步，挺肚子、撅屁股来保持平衡。你可以站在或跪在宝宝面前，向宝宝伸出双手，鼓励他向你走过来。

安全的环境

你要给宝宝创造一个柔和安全的环境，让他放心练习新本领。千万不要把宝宝独自丢下。这是宝宝人生的第一步，提醒妈妈拿好相机，准备随时捕捉宝宝成长的精彩瞬间！

宝宝成长发育指标

体重	身长
男婴 7.6～11.7 千克	男婴 69.9～79.2 厘米
女婴 6.9～11.2 千克	女婴 67.7～77.8 厘米

生理发展

+ 表现出结合站、走和漫游的动作。可能会爬出小床或游戏圈栏。

感官发展

+ 可能会将两样物品放在嘴里或腋下去拿另一样物品。

心智发展

+ 听得懂大部分对他说的话。

社会发展

+ 会借拥抱、喂食来表现对柔软玩具的亲爱。只睡1次午觉。

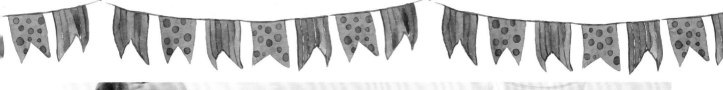

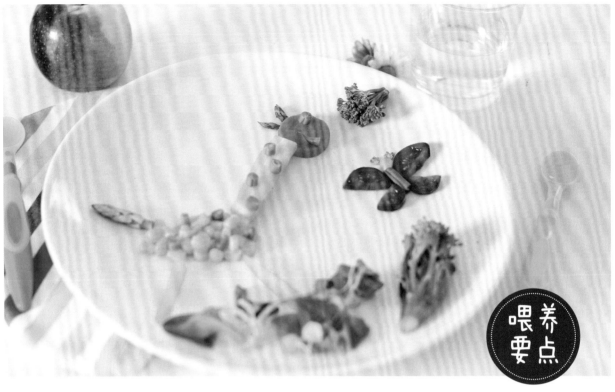

养成进食好习惯

在这个阶段，宝宝可以吃的食物品种不断增多，宝宝需要从植物油中摄取植物脂肪，但是要控制油的摄入量。这个月龄的宝宝只要 10 克就够了。

最省事的喂养方式是每日三餐都和大人一起吃，加两次配方奶，可能的话，加两次点心、水果。如果没有这样的时间，就把水果放在三餐主食以后。有母乳的，可在早起后、午睡前、晚睡前、夜间醒来时喂奶，尽量不在三餐前后喂，以免影响进餐。

大地菜营养最好

在这个阶段，宝宝可吃的蔬菜种类增多了，除了刺激性大的蔬菜，如辣椒、辣萝卜，基本上都能吃。要注意烹饪方法，尽量不给婴儿吃油炸的菜。随着季节吃时令蔬菜是比较好的，尤其是在北方，反季菜都是大棚菜，营养价值不如大地菜。最好也随着季节吃时令水果，但柿子、黑枣等不宜给宝宝吃。

宝宝护理

防止女宝宝的交叉腿综合征

有的女宝宝会出现某一时刻两腿夹得很紧，肌张力比较高，停止活动，面色发红，两眼凝视，片刻转为正常的情况，妈妈看到后，应及时抱起宝宝，或转移宝宝的注意力。这种情况多在睡醒后或入睡前发生。有这种情况，妈妈可在入睡前和宝宝在一起，给宝宝讲故事。宝宝睡醒后，及时给宝宝把尿，更换尿布。要保持外阴清洁。如果任其发展，可能会成为交叉腿综合征。

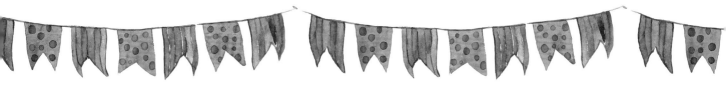

特别关注

可以训练宝宝大小便了

告诉宝宝蹲下小便，大便的时候叫妈妈。如果宝宝玩儿兴正浓，尿了裤子，妈妈也不要生气，这么大的宝宝还没到会控制大小便的年龄。2周岁之前能完成大小便的训练就可以了。

迁延不愈的湿疹

宝宝如果到这个阶段还有湿疹，并转移到耳后、手足、四肢的关节屈侧和其他部位，那么很可能患了"苔藓样湿疹"，与缺乏维生素有关。除了外用药物，还要补充多种维生素。

告别安抚奶嘴

如果宝宝还在使用安抚奶嘴，现在是时候停止了。要拿走宝宝的安抚奶嘴可能很困难，不要紧，我们慢慢来：先在白天让他尽量少用奶嘴，然后再设法帮他练习不叼着奶嘴睡觉。你也可以试着用毛绒动物或其他玩具来转移宝宝对奶嘴的注意。

潜能开发

宝宝可能出现打人、咬人甚至拉头发等你不希望他做的行为。此时应保持冷静，不理他，最好是忽略宝宝的行为。

宝宝有了与小伙伴交往的愿望，父母应尽量为宝宝多提供和其他小朋友在一起的机会。

早教游戏

感知圆形的游戏

让宝宝自己盖上喝水用的塑料杯盖，这是宝宝喜欢做的事。但盖要准确放在圆口上，不是随便歪着放。然后告诉宝宝，这是圆形。在硬纸板上画圆形、方形和三角形，把中间的形状剪去，留出平整的洞。用另外一张硬纸板再剪出与洞穴相配的圆形、方形和三角形。让宝宝试着将圆的形状放入圆洞中。在放的过程中教宝宝认识圆形。

宝宝几岁

妈妈问宝宝"几岁了"，同时伸出一根手指，宝宝会模仿妈妈的动作，马上也将食指举起来。宝宝吃饼干、取积木、玩玩具时，都用一根手指告诉他："这是一块饼干（一块积木／一辆车）。"使宝宝对食指表示"1"渐渐熟悉。这个游戏让宝宝通过竖起食指认识"1"，懂得用食指表示1，这可以回答自己的年龄，也可以表示要一个玩具和一个能吃的东西。

宝宝的辅食——可以吃全蛋啦

这个时期的宝宝，消化吸收能力显著加强。应以谷类食物为主食，增加蛋、肉、鱼、豆制品、蔬菜等食物的种类和数量。可以吃全蛋了是宝宝这个月辅食的特点。这一阶段如果不重视合理营养，往往会导致宝宝体重不达标，甚至发生营养不良。虽然这一阶段宝宝已经开始会自己吃饭了，辅食也逐渐成为主食，但仍不宜完全与成人吃同样的饭菜。因为成人饭菜的形状大小还是和宝宝不同，所以仍要单独制作。

鸡蛋肉卷

食材：
鸡蛋 1 个
猪肉馅 30 克
油 适量

做法：
1. 鸡蛋打散；猪肉馅加少许水搅打上劲。
2. 平底锅中加入油，倒入蛋液，摊成鸡蛋饼。
3. 将猪肉馅平铺到蛋饼上，然后卷成卷，上锅蒸 20 分钟，熟透即可。

营养小贴士：鸡蛋中含有丰富的蛋白质，同时富含 DHA 和卵磷脂、卵黄素。

鸡蛋三明治

食材：
方片面包 1 片
鸡蛋 2 个

做法：
1. 鸡蛋放入水中煮熟后捞起，立刻放入冷水中冷却。
2. 鸡蛋剥去蛋壳，放入大碗中，用勺子压碎搅拌。
3. 面包片切去四边，加入拌好的鸡蛋碎，稍稍压实，然后切块。

营养小贴士：简单好味的鸡蛋三明治，锻炼小手的抓握能力和咀嚼力。

时蔬鳕鱼粒

食材：
鳕鱼 1 块
玉米粒 30 克
芥蓝 2 棵
油 适量

做法：
1. 将鳕鱼块切成小粒。芥蓝去掉叶子，只留梗，去掉老硬的根部，也切成粒状。
2. 将切好的鳕鱼粒放入滚水中汆烫一下，捞出。
3. 大火将锅中的油烧热，下入芥蓝粒翻炒，断生后下鳕鱼粒和玉米粒，翻炒均匀即可出锅。

营养小贴士：鳕鱼营养丰富且刺少，再搭配其他的蔬菜，可以让宝宝摄入更多营养。

蔬菜虾饼

食材：
现剥虾仁 5 个
西蓝花 20 克
鲜香菇 1 朵
胡萝卜 20 克
鸡蛋液 15 克
油 适量

做法：
1. 虾仁搅打成虾泥；西蓝花和香菇汆烫后切碎；胡萝卜擦细丝。
2. 除油外的所有食材混合，顺一个方向搅打均匀。
3. 平底锅中加油，开中小火；取 2 汤匙虾肉糊团成小饼。
4. 放入锅中，一面煎至金黄后翻至另一面，煎至金黄就可以了。

营养小贴士：这样做可以让不爱吃蔬菜和蘑菇的小朋友吃进更多营养。

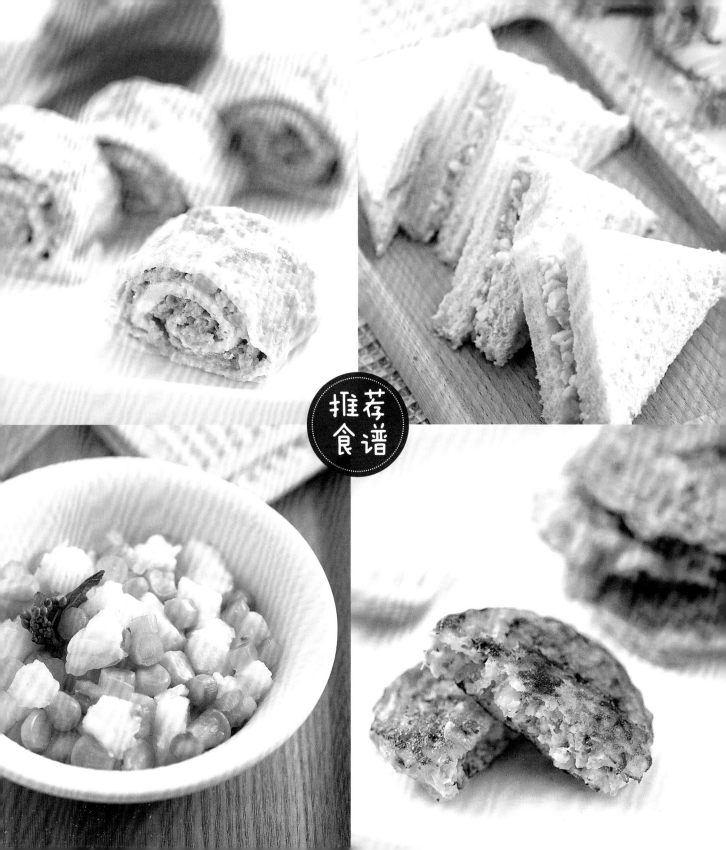

推荐
食谱

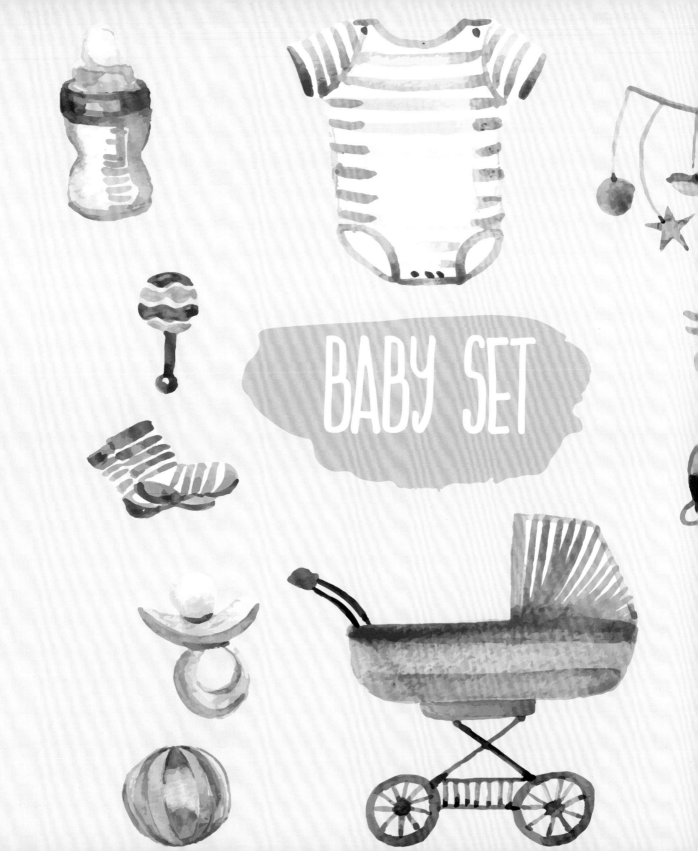

BABY SET

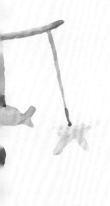

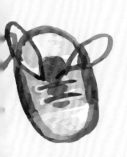

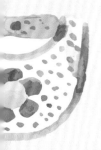

新手
父母课堂

　　对于新手爸妈来说，宝宝的降生既带来了欣喜也带来了手忙脚乱，新浪育儿专家为新手爸妈打造了新手父母课堂，帮新手爸妈读懂宝宝的身体语言，让宝宝从出生起就养成好习惯，让宝宝的身体、精神、心理全方位健康成长，帮初为人父母的你们轻松做爸妈！

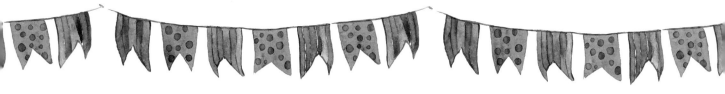

第一课
宝宝吃奶学问多

从现在开始新妈妈要做一件从未做过的事情——哺乳。也许新妈妈认为给孩子喂奶就像电视中所看到的掀开衣服就吃那样简单。这样想就大错特错了。事实上，给宝宝哺乳并没有那么容易。如何让宝宝吃好吃饱，也是学问多多哦。

母乳喂养
最佳开奶时间

宝宝刚出生，第一口奶什么时候喝最合适呢？根据调查显示，新生儿出生后 10 ～ 30 分钟是一个敏感期，这个时候新生儿的吸吮反射最强，对乳房泌乳的刺激更是力道非凡，所以尽可能在宝宝出生的 30 分钟内给他喝第一口奶吧！

勤吸吮是最重要、最好的通乳方式

哺乳频率会影响母乳的分泌量。分娩后，位于大脑底部的垂体前叶就开始分泌一种叫催乳素的激素，这种激素能刺激乳腺合成脂肪、乳糖和蛋白质，使乳腺分泌乳汁。当宝宝吸吮乳头时，感觉冲动迅速将信息传导到垂体后叶，促其分泌催产素。催产素经血液到达乳房，使泌乳细胞收缩，喷出乳汁，这个过程称为"喷乳反射"。宝宝吸吮得越早，母亲泌乳就越早；宝宝多吸，母亲就多分泌；宝宝少吸，母亲就少分泌；宝宝停止吸吮，母亲就停止分泌乳汁。

养成正确的哺乳姿势

躺着喂：妈妈侧躺在床上，膝盖稍弯曲，放几个枕头在头部、大腿下及背部，然后将下方的手放在宝宝头下，并支撑他的背部。先用躺下那一侧的乳房喂，用另一侧乳房喂时，可抱着宝宝一起翻身。

坐着喂：妈妈把宝宝放在腿上，用手腕托着后背，让宝宝头枕着妈妈胳膊的内侧。妈妈用手托起乳房，待宝宝张开嘴时，把乳头和部分乳晕送入宝宝口中。喂奶时最好选择低一点儿的椅子，如果椅子太高，可用一个小板凳垫脚，会更舒服些。

含乳姿势

哺乳时母亲要将乳头和大部分乳晕送入宝宝口中，使乳晕下方尽可能全部进入宝宝口中。只有在宝宝嘴含住乳晕部分时，乳房才会像得到信号似的极其敏感地开始"开闸放水"。只含乳头乳汁就是出不来，母亲、宝宝干着急也没用。宝宝只吸吮母亲乳头为什么吸不出奶来就是这个道理。含乳姿势不当，还会造成乳头皲裂，给新妈妈的哺乳造成思想负担。一旦有乳头皲裂，可以在喂奶后在乳头上涂抹纯羊脂膏，最好选择可以安全入口的，下次喂奶前不用洗掉。

宝宝吃饱了吗

有些妈妈不知道宝宝的奶量，总怕宝宝吃不饱。你可以以仔细观察：宝宝是否会自动吐出奶头；每天

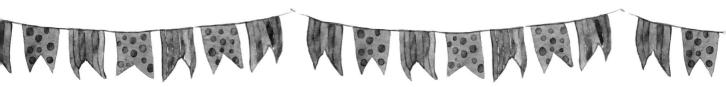

是否换 6 ~ 8 次很湿的尿片以及排大便 2 ~ 5 次；他的体重每星期是否平均增加 100 ~ 200 克；他的肤色是否健康，皮肤和肌肉是否有弹性；等等。如果一切正常，那就说明宝宝吃得很好！

呛奶怎么办

新生儿的吞咽协调能力不强，很容易就呛奶了。再加上妈妈的奶水太冲，宝宝来不及吞咽，这样的情况就会更严重了。妈妈在喂奶时最好先将中指和食指分开压住乳晕，让乳汁缓慢地流进宝宝嘴中，这样就可减少呛奶。

吐奶怎么办

宝宝一旦出现吐奶，妈妈千万别惊慌，可把宝宝上半身抬高，或者将宝宝的脸偏向一侧，防止呕吐物进入气管导致窒息。宝宝吐奶后不要继续喂奶，最好 30 分钟后用勺子试喂一些白开水。

打嗝怎么办

避免宝宝打嗝的最好办法就是每次喂奶后给宝宝拍嗝：竖着抱起宝宝，轻轻拍打后背 5 分钟，或者可试试用手掌按摩宝宝的后背，这样有利于胃中空气的排出。

喂奶前需要消毒吗

不需要，相反，乳头和乳晕上的有益菌对宝宝是有好处的。洗澡时也不需要用沐浴露或者香皂去特别清洁乳房。当然，母乳要保证营养，妈妈就必须保证食物品种多样，更不能饿肚子。

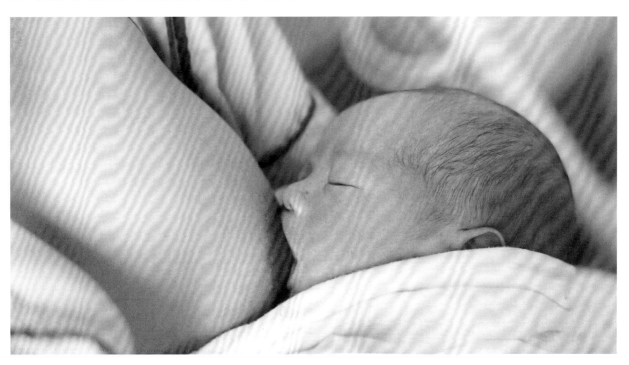

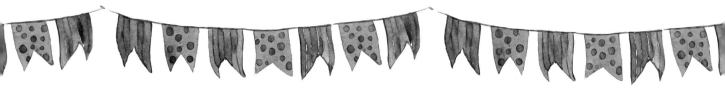

配方奶喂养

奶瓶喂养 3 大原则

原则 1：奶嘴的孔不能开得太大，否则易使宝宝一下吸入过多的奶而呛着。

原则 2：喂奶时要使奶瓶后部始终略高于前部，使奶水能一直充满奶嘴，这不致使婴儿吸入空气。

原则 3：不要让宝宝平躺在床上吸奶瓶，最好抱起宝宝，使其头略高于身体，这样不易发生奶水反流或吐奶。

奶瓶选择 2 要素

数量：宝宝在新生儿阶段由于胃口不是很大，但喝奶比较频繁，妈妈最好多准备几个奶瓶。如果是纯人工喂养的，一般要准备 5 个奶瓶（1 ~ 2 个 120 毫升的，其他的为 200 毫升）。

材质：容量小的奶瓶尽量选用玻璃的，因为新生儿想吃奶的时候都很急，玻璃奶瓶容易散热。大容量的奶瓶可选用塑料的。奶嘴的材质一般为硅胶，但是由于品牌不同，奶嘴的柔软程度不同，一开始可以偏软偏硬的各买一个，让宝宝自己选择。

冲泡奶粉

宝宝的奶粉适宜用 50℃ ~ 60℃ 的温开水冲泡，太热会破坏奶粉的营养成分。用多少水冲泡多少奶粉，一般说明书上都有注明。应先把温开水倒入奶瓶，再加入奶粉搅拌均匀。

奶瓶消毒法

电子蒸汽消毒锅

优点：有专用的支架放置奶瓶和奶嘴，定时装置让消毒过程变得轻松而且省力，携带方便，特别适合出门旅游的时候。

缺点：只适用于奶瓶和奶嘴的消毒工具。

煮沸消毒

优点：每样用具都能浸在水里煮沸消毒，经济实用。

缺点：时间长，受水质影响大。

贴心提醒：新生儿需要补充水分吗

单纯母乳喂养的宝宝，是不需要喂水的。如果过早、过多喂水，会抑制宝宝的吸吮能力，使吸取的乳汁量减少，不利于生长发育。

人工喂养或混合喂养的宝宝则需在两餐之间适量补充水分。另外，当高热、大汗、呕吐、腹泻等引起失水时，所有的婴儿都要补充水分，最好用淡盐开水，以防脱水或发生电解质紊乱。

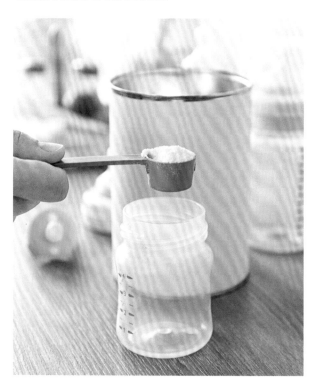

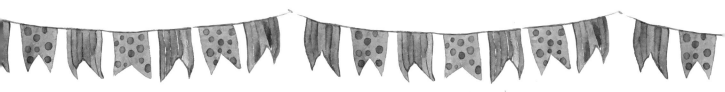

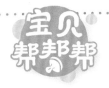

第二课
宝宝怎么抱

宝宝柔柔软软的小身体，爸爸妈妈怎么抱才好呢？错误的抱法会让宝宝陷入危险，而且用力不对抱久了可能会让妈妈患腱鞘炎。快来学习让自己和宝宝都舒适的科学抱法吧！

宝宝月龄不同，抱法也不同

1 ~ 2 个月：

横抱，半卧位（头高脚低），可以短时竖抱

注意事项：竖抱要保护好宝宝的后背和颈部，可以让宝宝头靠着大人肩膀或前胸。

竖抱，面朝大人

因为新生儿的头占全身长的1/4，竖抱时，其颈部还不能支撑头重，所以竖抱时要扶持宝宝头部和背部。

竖抱，面朝前

将宝宝背贴着成人的胸部，面朝前，一手托着宝宝臀部，另一只手扶着宝宝胸部。随着宝宝的成长，逐渐延长竖抱的时间，竖抱可以从数秒到 1 ~ 2 分钟。

3 ~ 5 个月

半卧位或竖抱

此时宝宝的头能初步直立了，但颈部、背部肌肉的支持力还不够，可逐渐由半卧位抱到竖抱。竖抱时间的长短根据宝宝的接受程度决定。

竖抱时可以让婴儿面朝成人，坐在成人的一侧前臂上，背和头靠着成人胸部，另一只手托着孩子的臀部，

面朝前。宝宝在四五个月时，头竖立已经很好，就可以竖着抱宝宝了。

6 个月以上：可尝试多种抱姿

宝宝困倦时躺在妈妈的臂弯里，醒时可以面向外竖抱，情绪不好可以面向里竖抱。

抱宝宝的注意事项

1. 爸爸妈妈应该提前洗净双手，摘掉饰物，并待双手温暖后，再抱宝宝。
2. 动作轻柔，莫太快太猛。始终微笑地注视着宝宝的眼睛，面对面交流感情。即使宝宝哭闹，也不要慌乱。多数宝宝喜欢妈妈用平稳的方式抱着自己，这使他们感到安全。
3. 3 个月以前的宝宝颈部力量很弱，还无法支撑自己的头，所以妈妈在抱起和放下宝宝的过程中，应该注意始终扶住宝宝的小脑袋。
4. 将宝宝放下时，最安全的姿势是让他背部向下仰卧在床上。
5. 半卧位抱和竖抱是宝宝最喜欢的姿势，因为宝宝可以通过视觉接收更多的信息，对于提高认知水平和人脑发育非常有利，这也是早期教育的一种方式。

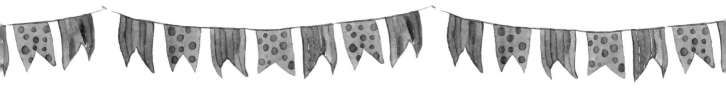

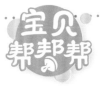

第三课 嘘嘘便便勤检查 屁屁清洁好舒服

别以为宝宝的小屁股是全身肉最多的地方就可以忽视，护理不好，尿布疹、便秘和腹泻会一起来抗议！

便秘了怎么办

新生儿便秘可用温水刺激一下肛门，或用手指轻轻按摩肛门以通便，如果不行再用小儿开塞露通便。但开塞露通便不能常用，以防宝宝产生依赖。经常便秘的话，妈妈应坚持给宝宝做被动体操，以增加腹肌的力量，有利于排便。

宝宝腹泻不用怕

新生儿的消化功能不成熟，发育又比较快，所需热量和营养物质多，一旦喂养或护理不当，就容易发生腹泻。患腹泻的宝宝要注意腹部保暖，可用毛巾包裹腹部或用热水袋热敷腹部，同时让宝宝多休息。

小屁屁清洁术

男宝宝

1. 用干净纱布彻底清洁大腿根部及阴茎部的皮肤褶皱，由里往外顺着擦拭。当清洁到睾丸下面时，用手指轻轻将睾丸往上托住。
2. 用干净纱布清洁婴儿睾丸各处，包括阴茎下面，因为那里有尿渍或大便。有必要的话，可以用手指轻轻拿着他的阴茎，但小心不要拉扯阴茎皮肤。
3. 清洁他的阴茎，顺着离开他身体的方向擦拭。不要把包皮往上推，去清洁包皮下面，只是清洁阴茎本身。在男宝宝半岁前都不必刻意清洗包皮，因为男宝宝4岁左右包皮才和阴茎完全长在一起，过早地翻动柔嫩的包皮会伤害宝宝的生殖器。
4. 你的一根手指放在他两踝中间，举起宝宝双腿，清洁他的肛门及屁股，大腿根背面也要清洗。

女宝宝

1. 举起她的双腿，并把你的一只手指置于她双踝之间。用干净纱布擦洗她大腿根部的皮肤褶皱，由上向下、由内向外擦。
2. 接下来清洁其外阴部，注意要由前往后擦洗，防止肛门内的细菌进入阴道。阴唇里面不用清洗。
3. 用干净的纱布清洁她的肛门，然后是屁股及大腿处。

TIPS: 女宝宝一般不建议用爽身粉，因为爽身粉中的滑石粉会进入卵巢。

操纸尿裤3步骤

1. 清理完宝宝的小屁屁之后，打开新的纸尿裤，提起宝宝双脚，将其臀部抬高，抽出脏尿裤，把新尿裤垫在宝宝臀部下，有胶带部分朝向腰部方向。
2. 若为男宝宝，先用右手手指将其阴茎按下，再将尿裤下端向上包起来。若宝宝脐带尚未脱落，为避免

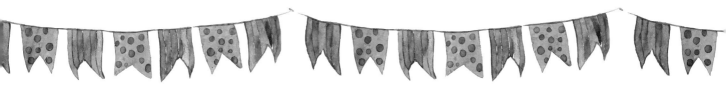

尿布摩擦脐部，应将宝宝脐部露在外面。

3. 撕开两侧胶带，粘于纸尿裤不光滑面。纸尿裤的松紧度以食指能插入宝宝腹股沟处为宜，不可太松或太紧。

纸尿裤 VS 尿布

选择纸尿裤的理由

1. 方便快捷。使用纸尿裤能方便快捷地处理好宝宝"拉"的问题，能腾出更多的时间让新手爸妈休息，和宝宝联系感情。

2. 整洁舒适。给宝宝穿上纸尿裤既整洁又舒适，这比给宝宝夹块尿布要强多了。

选择尿布的理由

1. 安全、无刺激。尿布都是用棉布做的，对宝宝来说是绝对安全、没有刺激性的。

2. 定时把尿，培养排尿习惯。给宝宝用尿布，我们就会定时给他把把尿，这样宝宝也容易养成排尿的习惯。

3. 经济实用。尿布可重复使用，顶多花上几十块钱就够了，而纸尿裤则昂贵许多。

预防尿布疹

尿布疹的症状是宝宝屁股上出现湿疹一样的小包。不要武断地认为是使用纸尿裤造成的。尿布疹发生原因与宝宝的身体健康状况、季节变化等诸多因素有关。尿布疹的预防方法如下：

+ 勤换纸尿裤；纸尿裤湿了或脏了后尽快更换。
+ 宝宝便便后用柔湿巾和温水彻底清洁宝宝屁股，并擦干。
+ 给宝宝屁股薄薄地涂一层保护性药膏。

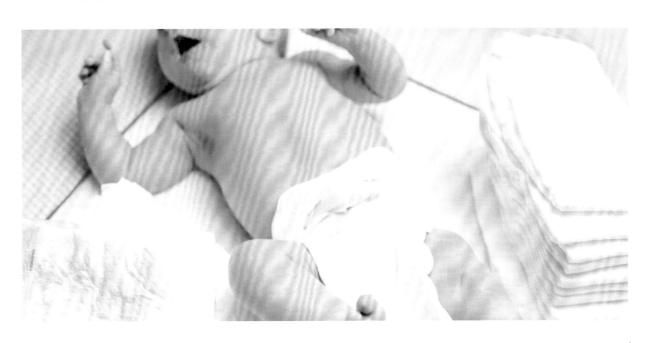

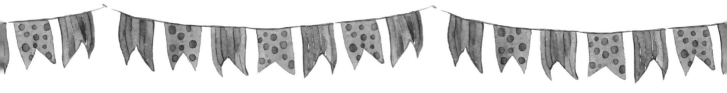

第四课 洗头洗澡剪指甲
干干净净爽歪歪

　　一到洗澡时间，爸爸妈妈就开始紧张：该怎么给宝宝清洁呢？仿佛一出手，粗糙的大手就会伤了细皮嫩肉的小宝贝，不洗又不行，于是只能硬着头皮洗。别担心，跟着我们一起来吧！

洗头发的姿势

　　用大毛巾将身体包裹好，让宝宝仰卧在母亲的一侧大腿上，由爸爸（或其他辅助者）给孩子洗头。洗头时，用左手按住宝宝的耳郭，防止水进入耳道，再用右手为孩子洗头，洗完用毛巾轻轻擦干头发。

洗脸顺序如何把握

　　将小毛巾或纱布在水中浸湿，拧成半干。洗脸的顺序是，先清洁眼部—鼻外侧和眼内侧皮肤—耳朵后面及耳郭内外皮肤—口鼻周围、脸颊和前额皮肤。每擦一个部位之后，都要重新清洗毛巾，防止感染。

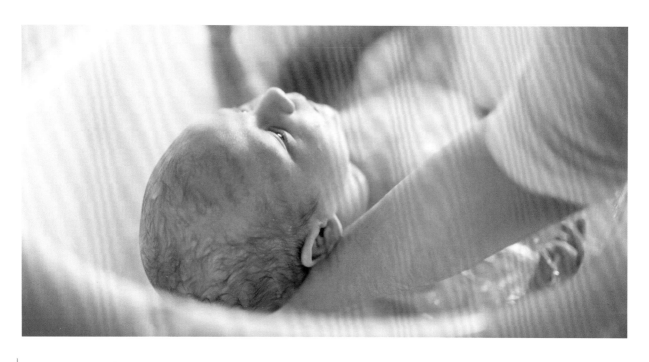

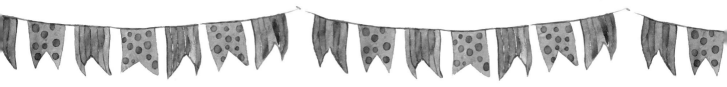

清除眼屎有妙招

新生儿眼屎多为白色黏液状。洗净双手，取一条干净的小毛巾，用生理盐水或凉开水浸湿，用一角包住食指，由内往外轻轻擦拭眼角，不要反复擦。毛巾四角均使用过后，需将毛巾洗净，重复前面的步骤。也可以用棉花棒蘸生理盐水，将眼屎清除干净。

耳屎扫光光

新生儿的耳屎大多为黏稠状。洗净双手，用湿布将宝宝外耳道（耳洞之外的部分）擦拭干净；内耳的耳屎还请找专业人士清理，以免误伤宝宝。

鼻屎清洁小妙方

将婴儿抱到灯光明亮处，或者使用手电筒照射；用婴儿专用消毒棉花棒蘸一些凉开水或生理盐水，轻轻伸进鼻腔内侧顺时针旋转，可达到清洁目的。如果宝宝流鼻水，可以使用吸鼻器进行清洁。

口腔清洁法

新生儿口腔里有一些分泌物，这是正常现象，不需要擦。如果发现口腔内有脏物，可用消毒棉球轻轻点拭。为了保持口腔清洁，可以定时喂些白开水以稀释乳汁残留。

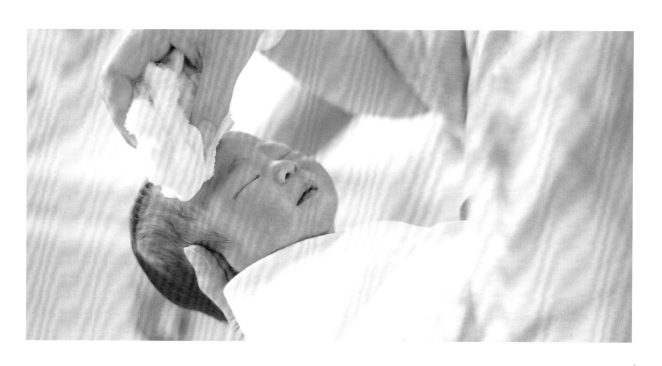

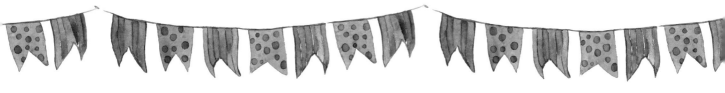

第五课 新衣新鞋新袜子
小宝宝的大行头

在母体里时，妈妈就是宝宝的保护伞，等到宝宝脱离母体来到外面的世界，就需要一些外在的"保护伞"了。看一看，小宝宝都需要什么行头？

新生儿必备衣着

迎接小宝宝的到来，一般妈妈可以先准备好这些行头：内衣2～3套，连体衣1～2套，毛衣2套，小棉袄2套。衣服都不用准备太多，因为宝宝个子长得很快，一下子就不能穿了，准备多了反而浪费。其他还有小被子、包被、睡袋、手套、袜套、帽子、尿布等，都要准备一些。

新宝宝衣物选择4要素

+ 宝宝的衣服应选择纯棉的天然纤维织品，因为天然纤维织品便于宝宝更好地调节体温。纯棉的衣服摸起来手感非常柔软。要特别注意宝宝衣服的腋下和裆部是否柔软，因为这些地方是宝宝经常活动的关键部位，如果面料不好会导致宝宝皮肤受损。
+ 对新宝宝来说，前开衫或宽圆领的衣服最佳，因为宝宝不喜欢他的脸被衣物遮着，而前开衫的衣服也方便妈妈为孩子穿脱和换尿布，并能减少宝宝身体裸露的机会。
+ 宝宝的内衣裤应选择浅色或素色的，因为一旦孩子出现不适和异常，弄脏了衣物，妈妈会及时发现。
+ 为刚出生的宝宝选择衣服时宜买大忌买小，即使新衣服对你的宝宝来说稍微大一些，也不会影响他的生长发育，千万不要太紧身了。

穿衣服的步骤

给宝宝穿衣服可不是件容易的事，他全身软软的，又不会配合穿衣的动作，往往弄得妈妈手忙脚乱。所以给新宝宝穿衣，一定要讲究点技巧。

穿上衣

+ 先将衣服平放在床上，将宝宝平放在衣服上。
+ 将宝宝的一只胳膊轻轻地抬起来，先向上再向外侧伸入袖子中，将身子下面的衣服向对侧稍稍拉平。
+ 抬起另一只胳膊，使肘关节稍稍弯曲，将小手伸向袖子中，并将小手拉出来，再将衣服带子系好就可以了。

穿裤子

+ 大人的手从裤管中伸入，拉住小脚，将裤子向上提，即可将裤子穿上了。
+ 穿连衣裤时，先将连衣裤扣子解开，平放在床上，让新生儿躺在上面，按先穿裤腿，再用穿上衣的方法将手穿入袖子中，然后扣上所有的纽扣即可。

宝宝该穿多少衣服

宝宝大多数时间都是在室内度过的，而且宝宝的

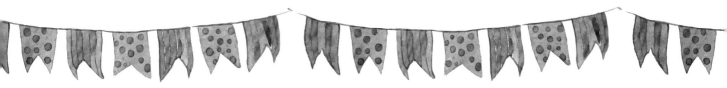

新陈代谢也比较快，所以不用穿太多，这样还有利于增强抵抗力，以后不太容易生病。一般宝宝比大人多穿一件衣服就可以了，如果怕他着凉，可以在里面加个背心或者小肚兜。

宝宝内衣需要每天更换吗

宝宝新陈代谢活跃，经常出汗，因此要经常更换内衣和贴身的衣服，最好每天一换。

宝宝的衣服清洗法则

洗宝宝的衣服时，千万不要使用任何含磷的洗衣粉，可以用宝宝专用洗衣液。另外，有些颜色很鲜艳的衣服也不能和浅色衣物一起洗，避免褪色和染色。如果用洗衣机洗，大人和小孩的衣服要分开洗。另外，要注意的是，新衣买回来后一定要先清洗一下，可用清水漂洗并加点白醋，太阳下晒干后再给宝宝穿。白醋既可以消毒又可以使衣物更加柔软，各位妈妈不妨试一试！

二手衣能不能穿

只要做好清洗工作，宝宝绝对能穿二手衣。旧衣服不但柔软，而且不会像有些新衣服那样含有甲醛等有害物质，非常安全。妈妈可以把别人送来的旧衣服用洗涤剂彻底清洗一下，然后放在太阳下暴晒，这样就能穿得安心了。

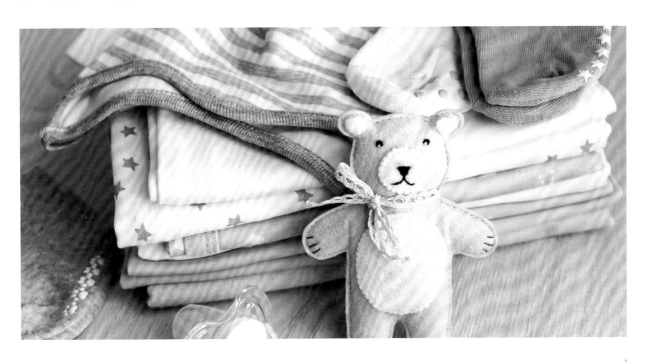

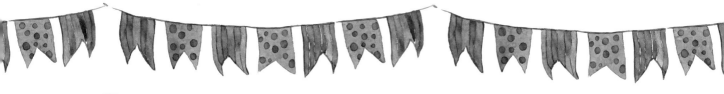

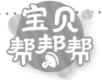

第六课 呼噜呼噜睡觉觉 睡眠充足身体好

宝宝出生后除了吃就是睡，小眼睛的睁合之间就组成了宝宝自己的世界。睡眠问题很让妈妈操心：不睡觉吧，怕宝宝休息不够，睡得太多吧，又担心夜间哭闹。

新生儿的睡眠时间

足够的睡眠是保证新生儿及婴幼儿健康的先决条件之一。年龄越小睡眠时间越长，宝宝出生后数日内每天睡眠时间可达 20 小时左右，即除哺乳时间外，基本上处于睡眠状态。

舒服的睡姿

正常情况下，大部分新生儿采取仰卧睡姿，因为这种姿势可使全身肌肉放松，对新生儿的心脏、胃肠道和膀胱的压迫最小。但是，仰卧睡觉时，因舌根部放松并向后下坠，会影响呼吸道通畅，此时应密切观察新生儿的睡眠情况。对于侧卧睡的宝宝，家长应适时调整左右方向，以免造成偏脸现象。新生宝宝不提倡俯卧位睡姿，容易发生窒息。

最佳睡眠环境

婴儿要在温暖和舒适的地方睡觉。建议把宝宝放在摇篮或婴儿床里，床的两边要有保护栏。睡眠环境的温度以24℃~25℃、湿度50%左右为宜。不要给宝宝穿得、盖得太厚。因为婴儿头部温度比体温低3℃左右。温度较高会使宝宝烦躁不安，从而扰乱了正常的睡眠。夜间睡眠时光线不能太过强烈，尽量营造一个柔和而安静的环境。

宝宝睡觉前爸爸妈妈的准备

宝宝睡觉前爸爸妈妈要做些准备活动，创造能够让宝宝安静入睡的条件，比如说睡前不要吃很多东西，不要做特别剧烈的活动。可以给宝宝洗一个澡，做做抚触。上床之后讲一个故事，宝宝就可以逐渐地入睡了。

哄睡妙招

轻拍宝宝： 宝宝睡下后，如果他的情绪还是不太稳定，妈妈可以边哼儿歌，边轻拍宝宝，给他一个惬意的心情和绝对的安全感。

轻柔的音乐： 可以选择一些轻柔的音乐帮助宝宝睡眠。要知道，宝宝对音乐具有天生的鉴赏力哦！

背光而睡： 宝宝待在妈妈肚子里的时候，适应了漆黑的睡眠环境。所以可以让宝宝朝着背光的方向睡，让他慢慢适应。

新生宝宝要不要枕头

正常情况下，刚出生的婴儿是不需要枕头的，因为新生儿的脊柱是直的，没有生理弯曲，新生儿在平躺时后背与后脑自然地处于同一平面上，所以新生儿睡觉不需用枕头也不会颈部肌肉紧绷而引起落枕。如果给新生儿垫上过高的枕头反而容易造成脖颈弯曲，影响呼吸功能，造成呼吸障碍，影响正常生长发育。

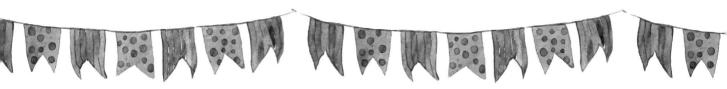

宝宝睡觉为何容易惊跳

3个月内的宝宝存在生理性惊跳现象，这是由大脑发育未成熟所致的正常现象，不需要处理。

宝宝夜醒怎么办

宝宝夜醒的一个原因，是家长的护理不当。宝宝在浅睡眠期有各种动作，如睁眼、吸吮、翻身、啼哭，有时还会抬头张望，但这些动作大多是无意义的。所以，父母不要因为有一点儿动静就给予过多的护理或关照，可静静地等待5分钟以上再做出反应，有时过多的呵护反而会打扰宝宝的正常睡眠，不利于宝宝的正常生长发育。

"生物钟"倒置

由于新生儿大脑功能的发育还很不完善，对白天和黑夜没有什么概念，因此会把"生物钟"搞错，出现日夜颠倒的现象。解决这个问题最好的办法就是，父母不要在白天刻意营造安静的环境，也不要听见宝宝一哭就抱，一抱就喂，一喂就睡，否则宝宝就没了白昼与黑夜的区分了。

宝宝的"夜宵"

婴儿哺乳应按需进行，想吃就喂。如果宝宝在夜间熟睡不醒，就尽量少惊动他，可以把喂奶的间隔时间适当延长。一般说来，新生宝宝一夜喂两次奶就可以了。

制止夜哭小窍门

如果婴儿半夜醒来哭闹不停，可以用温水给宝宝擦擦脸，他清醒了便会停止啼哭，然后再喂点儿奶，或是抱起来边亲吻边慢慢哄睡，即可慢慢入梦。

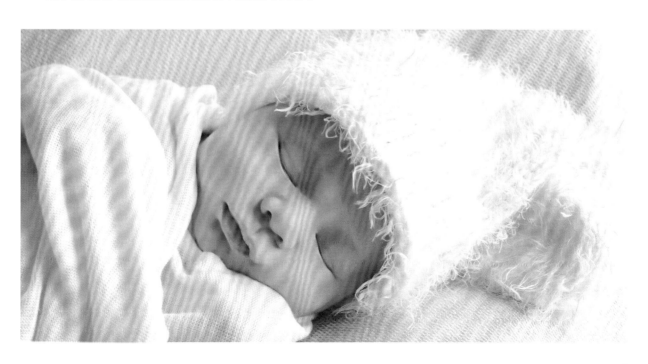

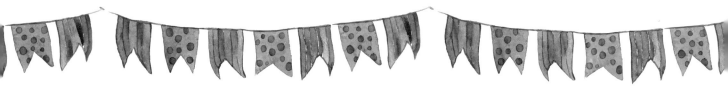

第七课
从出生起的潜能开发

你知道吗，新生儿从出生之日起就具有主动探索外部世界的潜在能力，而且还具有相当惊人的反应和学习能力。

新生儿来到这个世界不久，看见亮光就会把头转向亮光之处，听到巨响会有哭叫的反应；当奶头接触他的嘴唇时就张嘴吸吮。这些都是天生的本能反应，是对外界事物的无条件反射。

为了生存，他还必须学会适应新的生活环境的一些本领，于是他就在已经具有的无条件反射的基础上，开始主动地探索他生活的小天地。在接触各种事物中，他感受到各种刺激，并在不断地重复、强化的过程中建立起新的条件反射。

新生儿对光的刺激十分敏感

宝宝对光线的明暗变化会做出反应，如闭眼时开了灯，他就会有所反应。出生 3 周左右，他就学会注视视野中出现的物体，并追随物体转移视线。遗憾的是，有些父母认为"月子里的孩子怕光"，常常白天用窗帘遮光，晚上把灯调暗，这样会限制婴儿的视觉的发展。若是让婴儿感觉到白天亮、晚上暗，开灯亮、关灯暗，就能刺激婴儿视觉的发展，并建立条件反射，使婴儿学习到天暗了、关灯了要睡觉，天亮了可睁开眼看看、玩玩。

新生儿出生后对声音有反应

有人曾对刚出生 24 小时的新生儿进行试验：对正在哭的新生儿摇铃，他马上安静下来，眼睛也睁开来。这说明新生儿能听声音。3 ~ 4 天后，婴儿则能逐渐学会分辨不同的声音。如一种声音响两次，将婴儿的头转向左边给他吸糖水，几次以后，婴儿听到这种声音就主动地向左转头。满月后婴儿能集中注意听声音，当听见成人说话时，就停止哭泣期待成人出现在他面前。有些父母认为婴儿易惊醒、怕声响，房间里鸦雀无声，大人走路也蹑手蹑脚，这样反而影响了孩子听觉细胞的发育及听觉功能的提高。其实，一天中应给婴儿一些听声音的机会，可以时而听音乐，时而讲话逗笑，时而安静休息，时而唱歌游戏，使婴儿感觉到声音时有时无，有机会倾听各种声音的变化，从而加速他学听能力的发展。

新生儿的触觉很发达

新生儿对冷热的刺激特别敏感，如对牛奶及洗澡水的冷热都有反应。婴儿一般都是通过嘴和手去触摸感知外界的刺激。婴儿早期触摸感觉的发展与长大后手的灵巧程度有很大的关系。但父母往往不重视这方面的问题，有些父母在婴儿出生后就用小包被将婴儿捆绑成一个蜡烛包，婴儿的手脚和身体都不能自由活动。还有的父母怕婴儿小手抓脸而将衣袖做得很长，并用带子扎缚衣袖，使婴儿手臂不能弯曲，小手无法

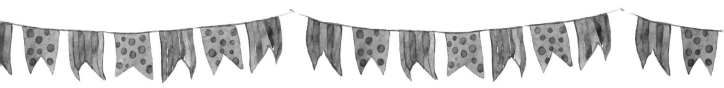

触摸东西，影响触觉功能的发展。若是让婴儿睡在宽松的睡袋里，手脚和身体不受束缚，双手能从袖口中伸出触摸各种东西，手眼能协调一致活动，不断地探索，婴儿的学习潜力将进一步发展。

婴儿的嗅觉和味觉比较敏感

宝宝能分辨不同的气味，如闻到奶香气味，会露出笑脸并将头转向奶瓶；若闻到某些刺鼻的气味就转头避开。他还能区分不同的味道，喜吃甜、咸、酸及无味的食品，以增强嗅觉、味觉方面的能力发展。

婴儿还具有交往能力和模仿能力

婴儿出生后就会笑，这是"生理性的微笑"，是与生俱来的。慢慢地，他学会了对人脸和玩具微笑，这时产生了社会的需要，转变为"社会性微笑"。他喜欢有人逗引，有人接近他就笑，离开他就哭，和他讲话会咯咯地发音应答。

早期交往能力在母亲搂抱、爱抚、笑笑、玩玩中得到发展

据研究，新生儿从2周起就学会模仿母亲的面部表情，如模仿母亲伸舌头、张嘴。母亲留意训练，婴儿就会跟着模仿，稍大时还能学会模仿拍手、摇头、挥手再见等动作。婴儿最初学会的本领都是通过模仿而获得的。

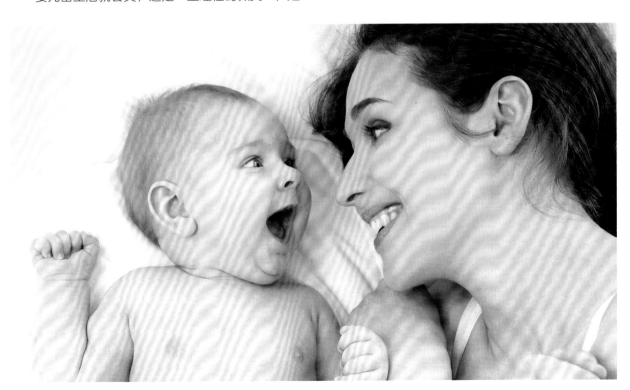

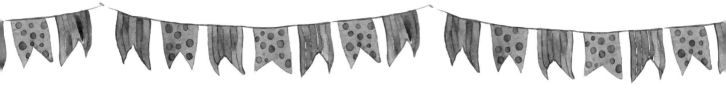

第八课
宝宝发热护理攻略

发热是宝宝一个比较常见的症状。父母要对宝宝发热及发热的护理有正确的了解，才不至于手忙脚乱。

宝宝发热的信号

宝宝虽然还不会表达自己的不适，但会通过一些表现来向爸爸妈妈发出他体温异常的信号：小脸蛋潮红、嘴唇干热、哭闹不安、食欲减退、尿量减少、尿色加深、额头热度较高等。

发热到几度需要退热呢

38.5℃以上，但是也不用拘泥那零点几度的差别，主要还是看宝宝有没有因为发热而不舒服。例如，宝宝发高热但精神很好，就不一定要急着退热，相反地，宝宝体温不是很高但已经很不舒服了，就不用再等体温攀上高峰，可以立即开始退热。

发热护理攻略

宝宝发热后出现哪些情况需要到医院就诊

6 个月以下的孩子发热，尤其是高热应该及时就诊，来医院排除是否有一些非常严重的感染，比如泌尿系统感染（尿道感染），还有像中枢神经系统感染。再大一些的孩子，发热但精神还比较好，也就是热退了以后玩得比较自如，与家长的交流也跟平常没有太大的区别，可以在家先观察。

在家观察应该做些什么

要让孩子多喝水，尽量地给他补充高营养的食物，让他能够保持充足的尿量。一般情况下 4 ~ 6 个小时孩子应该有尿，而且尿色不黄。如果尿量足够的话，对体温的下降也是非常有用的。

另外，在孩子高热的时候可以进行一些物理降温。简单来说就是用温水擦浴，水的温度应该跟孩子的体温接近，太凉了孩子会非常难受，太高会有烫伤的可能性，摸上去水是温的就比较好。擦拭的部位一般不要选择前胸、后背，擦这些地方其实对降温没有太大帮助，应该擦拭前额、脖子的后面、腋窝、大腿根。这些地方有大血管分布，进行降温效果会比较好。

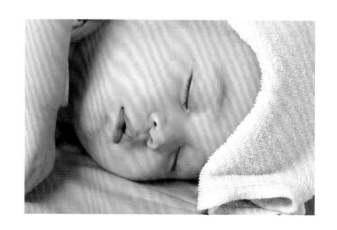

退热药的应用

一般来说宝宝体温在 38.5℃以上，且比较难受的话，可以考虑服用一些降温的药物，如布洛芬或对乙酰氨基酚。少数父母怕影响免疫力，因而不敢给宝宝吃退热药。其实免疫系统也不是随时都保持理性，虽然升高体温是身体对抗感染的方式之一，但免疫系统经常会冲过头，不惜要与病原体玉石俱焚，这时候吃退热药就像帮过热的引擎降温。另外，退热药的功能除了退热之外，也可以消炎止痛，因此也用在头痛、肌肉酸痛、咽喉痛、肠病毒造成的口腔溃疡等身体不适的治疗上。

宝宝发热为什么会出现手脚冰凉的症状

手脚冰凉的情况一般出现在体温要迅速上升的宝宝身上，体温可能短时间内就会到 39℃甚至 40℃。这是因为他的体温中枢的一个调节，使得体温需要迅速上升，外周血管都收缩了，手脚是属于末梢的地方，血管都收缩以后，就会显得肢端比较凉。这种凉实际上并不会对宝宝造成特别严重的影响，所以家长不用特别担心。但是，在处理的时候，可以用一些温热的毛巾或者温水给孩子捂一下，让手脚能够保持在一定的温度，这样孩子在体感上可能会舒服一些，也会利于降温。

发热会烧坏脑子吗

发热不会烧坏脑子。发热是宝宝抵抗力正常的一个表现，它本身是不会烧坏脑子的，但是如果发热是由于神经系统的疾病引起，那可能会引起中枢神经系统的后遗症，比如影响神经系统的发育。但它并不是发热引起的，而是脑部出现了感染引起的，发热只是它外在的一个表现而已。

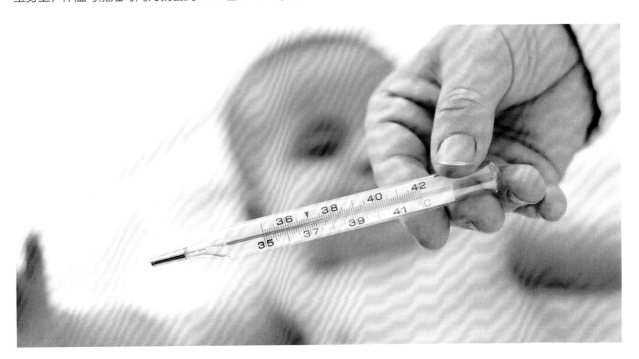

图书在版编目（CIP）数据

新生儿婴儿护理大百科/新浪母婴研究院编著 . ——
北京：中国妇女出版社，2018.1
 ISBN 978-7-5127-1536-3

Ⅰ.①新… Ⅱ.①新… Ⅲ.①新生儿－护理－基本知
识②婴儿－护理－基本知识 Ⅳ.① R174

中国版本图书馆 CIP 数据核字 (2017) 第 264777 号

新生儿婴儿护理大百科

作　　者：新浪母婴研究院 编著
责任编辑：陈经慧
文字编辑：陈经慧　魏可　肖玲玲　王琳
装帧设计：李明宇
责任印制：王卫东
出版发行：中国妇女出版社
地　　址：北京市东城区史家胡同甲 24 号　 邮政编码：100010
电　　话：（010）65133160（发行部）　　 65133161（邮购）
网　　址：www.womenbooks.cn
法律顾问：北京天达共和律师事务所
经　　销：各地新华书店
印　　刷：北京尚唐印刷包装有限公司
开　　本：210×225　1/12
印　　张：18.5
字　　数：300 千字
版　　次：2018 年 1 月第 1 版
印　　次：2018 年 1 月第 1 次
书　　号：ISBN 978-7-5127-1536-3
定　　价：49.80 元